天津市科普重点项目

医患交流·癌症防治与康复系列丛书

泌尿系统肿瘤
百问百答

主　编　姚　欣　陈旭升

编　委　（按姓氏汉语拼音排序）

刁　磊　杜　君　冯国伟

廖文峰　王　坤　张振庭

天津出版传媒集团

天津科技翻译出版有限公司

图书在版编目(CIP)数据

泌尿系统肿瘤百问百答 / 姚欣, 陈旭升主编.—天津:天津科技翻译出版有限公司, 2017.6

(医患交流·癌症防治与康复系列丛书)

ISBN 978-7-5433-3699-5

Ⅰ.①泌… Ⅱ.①姚… ②陈… Ⅲ.①泌尿系肿瘤–诊疗–问题解答 Ⅳ.①R737.1–44

中国版本图书馆 CIP 数据核字(2017)第 112872 号

出　　版:天津科技翻译出版有限公司
出 版 人:刘 庆
地　　址:天津市南开区白堤路 244 号
邮政编码:300192
电　　话:(022)87894896
传　　真:(022)87895650
网　　址:www.tsttpc.com
印　　刷:天津市银博印刷集团有限公司
发　　行:全国新华书店
版本记录:700×960 16 开本　8.25 印张　85 千字
　　　　　2017 年 6 月第 1 版　2017 年 6 月第 1 次印刷
　　　　　定价:20.00 元

(如发现印装问题,可与出版社调换)

丛书编委会名单

名誉主编　王　平　李　强

名誉副主编　赵　强　刘　莉　高　明　郝继辉

　　　　　　张晓亮　黑　静　陈可欣　王长利

丛书主编　张会来

丛书编委　(按姓氏汉语拼音排序)

陈旭升　崔云龙　戴　东　胡元晶

刘　勇　齐立强　宋　拯　宋天强

宋玉华　王　鹏　王　晴　王晟广

杨吉龙　姚　欣　于海鹏　岳　杰

赵　博　赵　军　赵　鹏　赵金坤

郑向前　庄　严　庄洪卿

丛书序

　　随着我国社会经济的发展以及老龄化的加速,恶性肿瘤的发病率呈逐年上升的趋势, 已成为严重威胁人民生命与健康的首要疾病。我国肿瘤防控目标是降低发病率,减少死亡率。许多研究表明,肿瘤是可以预防或改善预后的,1/3 的恶性肿瘤可以预防,1/3 通过早期发现、诊断后可以治愈,另外 1/3 通过合理有效的治疗不仅可以改善肿瘤患者的生活质量,也可以使患者的生存期得到延长。但普通公众,一方面对于肿瘤的发生、发展等一般知识缺乏了解,很多人都谈癌色变;另一方面,对肿瘤诊断、治疗的水平的提高认识不足,认为肿瘤就是绝症,因而影响了预防及治疗。因此,提高健康意识、普及肿瘤防治相关科学知识是目前医务工作者和普通公众共同面临的一项艰巨任务。

　　天津医科大学肿瘤医院作为我国规模最大的肿瘤防治研究基地之一,以严谨求实的治学作风培养了一大批医学才俊。这套《医患交流·癌症防治与康复》系列丛书就是由该医院的优秀青年专家以科学研究与临床实践为依据,从普通公众关心的问题出发编写而成。对肺癌、胃癌、结直肠癌、食管癌、乳腺癌、恶性淋巴瘤,以及肝胆胰、妇科、甲状腺等常见肿瘤，从读者的角度、以问答的形式概述了各肿瘤病种的致病因素、临床表现，以及诊断、治疗、康复知识。其目的在于答疑解惑，交流经验，给予指导和建议，提高患者及公众对肿瘤防治的认识，克服恐惧，进而开展有利的预防措施，正确对待肿瘤的治疗方法，接受合理的康复措施。

　　本套丛书内容客观、全面，语言通俗、生动，科学性、实用性强，不失为医学科普书籍的最大创新亮点与鲜明特色。

中国工程院院士
中国抗癌协会理事长

前　言

　　泌尿系统肿瘤包括肾癌、膀胱癌、前列腺癌、肾盂癌、输尿管癌、睾丸癌、阴茎癌及肾上腺肿瘤等。其中，前列腺癌、膀胱癌、肾癌均排在男性恶性肿瘤发病的前十位。近几十年来，这些泌尿系统肿瘤在中国的发病率持续升高，特别是最近十至二十年。在泌尿系统三大肿瘤中，以前列腺癌最为突出，其基本趋势为十年上升数倍。如今前列腺癌已经成为危害中国男性健康的主要恶性肿瘤之一。随着中国的工业化与现代化的推进，污染在加重，中国人的生活方式也在发生着变化，这些因素的共同作用使肾癌和膀胱癌的发病率逐年上升。根据最新的统计结果，这三大肿瘤的合并发病率已经超过某些主要的恶性肿瘤，如肠癌、肝癌等。

　　由天津医科大学肿瘤医院泌尿肿瘤科的临床医生编写的这本《泌尿系统肿瘤百问百答》，作为《医患交流·癌症防治与康复》系列丛书的一个分册，以问答的形式，通俗易懂、深入浅出地从读者(一般患者及家属)的角度系统地阐述了肾癌、前列腺癌、膀胱癌这三大泌尿系统肿瘤的分类、致病因素、临床表现，以及如何进行检查诊断，确诊后如何治疗及康复的注意事项，目的在于提高患者及公众对泌尿系统肿瘤防治的认识，并在日常生活中采取有利的预防措施；同时了解泌尿系肿瘤的早期症状,正确对待肿瘤的治疗,接受合理的治疗方法及治疗后的康复措施。

　　本书的观点、方法均以科学研究与临床实践为依据,内容严谨、准确,旨在帮助读者解除诊断、治疗、康复和预防中的疑惑,克服对肿瘤的恐惧, 全面了解泌尿系统常见恶性肿瘤相关知识, 对肿瘤的治疗、康复和预防给予指导和建议。

姚　欣　陈旭升

2017 年 3 月

目　录

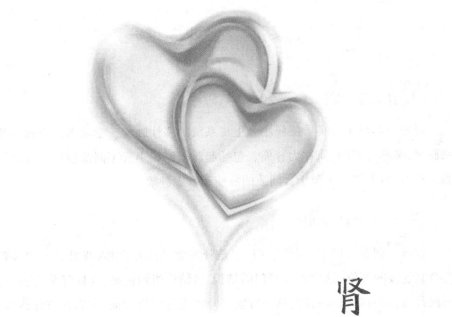

肾癌

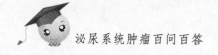
基础疑问

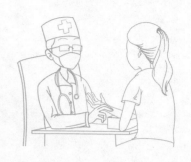

1 什么是肾癌？

肾癌是起源于肾实质泌尿小管上皮系统的恶性肿瘤，学术名词全称为肾细胞癌，又称肾腺癌，简称为肾癌。包括起源于泌尿小管不同部位的各种肾细胞癌亚型，但不包括来源于肾间质的肿瘤和肾盂肿瘤。

2 肾脏的结构如何？

肾脏一侧有一凹陷，叫作肾门，它是肾静脉、肾动脉出入肾脏以及输尿管与肾脏连接的部位。这些出入肾门的结构，被结缔组织包裹，合称肾蒂。由肾门凹向肾内，有一个较大的腔，称为肾窦。肾窦由肾实质围成，窦内含有肾动脉、肾静脉、淋巴管、肾小盏、肾大盏、肾盂和脂肪组织等。肾外缘为凸面，内缘为凹面，凹面中部为肾门，所有血管、神经、淋巴管均由此进入肾脏，肾盂则由此走出肾外。肾静脉在前，动脉居中，肾盂在后；若以上下论，则肾动脉在上，静脉在下。每个肾脏由100多万个肾单位组成。每个肾单位包括肾小球、肾小囊和肾小管三个部分，肾小球和肾小囊组成肾小体。

3 肾脏在什么部位？

肾脏位于人的腰部，被老百姓俗称为"腰子"，具体部位在脊柱两侧，上极相当于第11或第12胸椎，下极相当于第2或第3腰椎平面。用手从后面摸你的肋骨，肾脏的大概位置就在你腰部最下面那根肋骨与脊柱夹角的地方，这个部位受外伤容易造成肾脏破裂出血，需注意保护。

4 肾脏有什么功能?

肾脏通过过滤血液,把毒素和人体内超标的元素排出去,是人体的清道夫,一旦肾脏出现"消极怠工",毒素排泄不出去,我们就可能出现眼肿或腿肿的情况,甚至会影响心脏、胃肠功能。此外,肾脏还分泌和调节多种激素,重要的有促红细胞生成素、维生素 D 和血压调整相关激素。现实中我们经常看到,肾脏不好的患者经常是血压不好、骨质也不好,还有贫血,可能还伴随很多内分泌的问题。

5 肾癌的分类有哪些?

目前肾癌的病理类型主要分为:肾透明细胞癌、乳头状肾细胞癌(Ⅰ型和Ⅱ型)、肾嫌色细胞癌及未分类肾细胞癌、Bellini 集合管癌、髓样癌、多房囊性肾细胞癌、Xp11 易位性肾癌、神经母细胞瘤伴发的癌、黏液性管状及梭形细胞癌分型。肾透明细胞癌最常见。

6 肾癌的发病情况?

肾肿瘤大多数为恶性,在成人恶性肿瘤中,肾癌占3%,在原发性肾恶性肿瘤中,肾癌占85%。欧美国家的肾癌发病率明显高于亚洲国家。男女之比为(2~3):1,常发生于 40 岁以后,肾癌发病高峰年龄为 50~70 岁,偶有 30 岁以下者,个别患者年龄仅 20 余岁。

7 肾癌的发生和哪些原因有关?

肾癌的发病原因至今尚不明确。流行病学家曾进行过大量的调查,发现以下因素可能与肾癌发病有关:吸烟、肥胖、职业(与镉接触的工人、钢铁工人和石油工业工人等)、遗传、高血压、糖尿病、输血、放射、相关药物、食物等。此外,慢性肾病长期透析治疗的患者也是肾癌高发人群。

(1)吸烟:吸烟 30 年以上、吸无过滤嘴香烟的人患肾癌的危险性上升。

(2)肥胖和高血压:超重和高血压是与男性肾癌危险性升高相关的两个独

立因素。

（3）职业：有报道称，接触金属镉的工人、报业印刷工人、焦炭工人、干洗业和石油化工产品工作者的肾癌发病和死亡危险性增加。

（4）遗传：在进行染色体检查时发现，肾癌有遗传性。肾癌高发生率的人群中第三对染色体上有缺陷。多数家族性肾癌发病年龄比较早，趋于多病灶和双侧性。

（5）食品和药物：调查发现，乳制品、动物蛋白、脂肪摄入多，而水果、蔬菜摄入少是肾癌的危险因素。咖啡可能增加肾癌的危险性，但与咖啡用量无关。利尿剂也可能是促进肾癌发生的因素。

温馨提示

有报道称糖尿病患者更容易发生肾癌。肾癌患者中 14% 患有糖尿病，是正常人群患糖尿病的 5 倍。

（6）其他疾病：在进行长期维持性血液透析的患者中，萎缩的肾脏内发生囊性变（获得性囊性病），进而又发现肾癌的病例有增多的现象。因此，透析超过 3 年者应每年做 B 超检查肾脏。

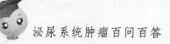

8 超重和肥胖对于肾癌到底有多大影响？

对于癌症来讲，肥胖者因免疫力、内分泌、代谢等方面的变化，对癌症的抵抗力相对下降，容易被癌症击中。一项新的研究认为，对男性和女性来说，保持正常的体重都可减少肾癌的发生率，而超重则会增加患肾癌的危险。不过，以往人们总是认为肥胖对女性更危险。瑞典卡洛林斯卡研究所的研究人员发现，超重引起肾细胞癌的危险性在男性和女性都一样。病态肥胖者与正常体重者相比，患肾癌的危险性要高两倍；肥胖者要高一倍，比超重而不肥胖者高 35%。研究人员认为，可能是肥胖者体内某些激素（如胰岛素）水平升高，促进了肾细胞癌的生长；或者是肥胖影响了肾血液的供应，使肾对致癌物更敏感。尽管这些证据并不意味着肥胖就是导致癌症的直接原因，但其与癌症发生风险之间的关系值得重视。

⑨ 红肉能否增加肾癌的发病风险?

世界卫生组织下属的癌症研究机构国际癌症研究机构(IARC)发布报告,将红肉与加工肉制品分别列为"致癌可能性较大"和"对人体致癌"的食品。饮食与肾癌的关系研究起来比较困难,因为大部分的流行病学病例对照调查要求生活环境相似。但确实有研究指出,肾癌的发病率与高脂饮食有关。但除了特殊人群外,高脂饮食往往同时也是高蛋白饮食,因而是高蛋白饮食还是高脂饮食导致的肾癌风险增加是没法分清楚的。蛋白含量是营养指标,在"高蛋白饮食好、高脂饮食坏"的思维模式下,导致肾癌的自然是高脂了。美国的肾癌发病率是中国的 4 倍,中国又是印度的 2 倍。在中国,城市肾癌发病率是农村的 5~7 倍。饮食结构上,美国人比中国人吃肉多,而印度人约 1/3 为素食者,当然比中国人吃肉少。城市为什么比农村肾癌发病率高呢?显然不是城市的水质不如农村。其原因尚不明确。基因突变可以引起肿瘤,其他任何加重细胞负担、威胁细胞生存的因素,都会让细胞增加分裂的倾向,以求生存,久而久之便会成癌。高蛋白饮食、高蛋白代谢的结果是要经肝脏合成尿素在肾脏排出。所以,长期高蛋白饮食会导致肾脏负担增加。有实验证据显示,高蛋白饮食会让肾脏的重量增加 20%,并会加重慢性肾病。因此,摄入过多的红肉可能通过以上损伤机制增加肾脏细胞癌变的风险。

⑩ 肾癌与遗传有多大关系?

肾癌不是单一的疾病,它是由若干不同类型的肾脏肿瘤组成,这些肿瘤具有不同的基因、组织学类型及临床进展方式。虽然遗传性肾癌仅占肾癌总数的 2%~4%,但该症的病因、临床表现、治疗方式与散发肾癌有很大不同。目前已经明确的遗传性肾癌包括希-林病 (VHL 综合征)、遗传性乳头状肾癌(HPRC)、Birt-Hogg-Dube(BHD)综合征、遗传性平滑肌瘤病肾癌(HLRCC)等。例如,VHL 综合征是一组多发的、多器官的良恶性肿瘤征候群,导致该病的基因称为 VHL 基因,是一种肿瘤抑制基因,位于 3 号染色体(3p25-26)。VHL 基因的突变或失活会诱导肿瘤的发生。不过,即便是检测到了相应的遗传学改变也仅是证明有发病概率,并不表示一定会有肾癌发生。

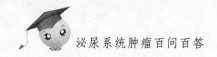

11 什么是遗传性肾癌？

肾癌包括散发性肾癌和遗传性肾癌，其中，VHL 综合征(简称 VHL 病)是临床中最常见的遗传性肾癌。该疾病是由肿瘤抑制基因 VHL 基因突变导致的常染色体显性遗传病，患者有 50% 的概率会将此病遗传给后代。VHL 病是多器官肿瘤综合征，除了肾癌，患者还可能患有中枢神经系统血管网状细胞瘤、视网膜血管瘤、肾囊肿、胰腺肿瘤或囊肿、嗜铬细胞瘤、附睾肿瘤或囊肿等。因为 VHL 病肿瘤的多器官性和多发性使得不同科室的医生往往只关注自己专业领域的肿瘤，而忽略从整体上对疾病的判断。目前中国估计有数万个 VHL 患病家庭，但已明确诊断的还不足 500 例，很多患者尚未得到正确的诊断。避免误诊、漏诊和片面不规范治疗是我们目前急需解决的问题。在临床中，患者出现中枢神经系统、视网膜和腹部脏器不同部位的多发肿瘤时，需考虑 VHL 病

> **温馨提示**
>
> 对于临床工作上已确诊或怀疑为 VHL 综合征的患者，都应该定期随访，常规行影像学检查，以便早期发现病变。

的可能，最准确的诊断方法是进行基因诊断。VHL 病患者的主要检查包括影像学检查(B 超、CT、MRI 等)和眼底检查以明确各脏器的发病情况。

12 肾囊肿会变成肾癌吗？

随着体检影像学检查(B 超、CT，甚至是 MRI 或 PET-CT)的广泛应用，发现肾脏囊性病变的情况越来越多。肾囊肿是肾脏良性囊性病变，肾脏内出现大小不等的与外界不相通的囊性肿块。目前认为，囊肿就是囊肿，并不会转变为癌。另一种情况是肾脏的恶性囊性病变，即囊性肾癌，是指肿瘤在肾中呈囊性生长，逐渐形成大小不等互不相通的多房性肿块。囊性肾癌的处理原则与肾癌

相同。

13 什么是囊性肾癌？

囊性肾癌是肾细胞癌中一种比较少见的囊性肿瘤。文献报道的发病率不一,占肾癌的 4%~15%,且多见于成年男性。其临床表现可有腰痛、肉眼血尿、腹部肿块等,部分患者无明显症状及体征,为体检时意外发现。

14 囊性肾癌的形成原因？

形成原因目前尚不清楚,可能的相关因素有以下 4 种:

(1)肿瘤呈囊性生长,囊内含有不等量的血液,肿瘤常有假包膜形成。

(2)肾癌中心血供不足,发生出血、坏死,形成假囊肿,其壁厚且不规则。

(3)肾癌起源于囊肿上皮细胞,呈结节状或乳头状生长,结节常位于囊肿基底部。

(4)肾癌引起肾小管或肾小动脉阻塞,导致囊肿形成,当肿瘤增大时,嵌入囊肿中。

15 体检对于发现肾癌有帮助吗？

资料显示,早期肾癌手术治疗后 5 年生存率可达 90% 以上。由此可见,若早期发现,早做手术,大部分肾癌患者的预后是可喜的。因此,定期体检就显得很重要。在常规体检中,B 超是发现肾癌最为经济有效的方式,通过超声可发现直径 1cm 以上的肾肿瘤。如果 B 超发现异常,应进行 CT 检查,该方法可发现 0.5cm 以上的 肿瘤。因此,建议年过 40 岁的人群应坚持每年进行肾脏 B 超检查,尤其是有肾癌家族史或罹患糖尿病、高血压、慢性肾病者,特别是长期接受透析治疗的高危人群,更要注意。

16 如何预防肾癌？

预防肾癌,要从改变不良生活习惯开始。

(1)避免接触诸如芳香碳氢化合物、芳香胺、黄曲霉素、放射线等致癌物质。

(2)戒烟,戒酒,少喝咖啡,避免熬夜。

(3)减少高糖、高脂肪食物的摄入,控制体重,适当锻炼。

(4)开展防癌宣传,普及防癌知识,做到三早:早期预防、早期诊断、早期治疗。

(5)适量参加全民健身活动,提高自身抗癌能力。

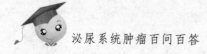 **摄入哪些食物能够预防肾癌?**

食疗是预防肾癌的秘方,多吃具有增强体质、抗癌作用的食物,如蘑菇、大麦、薏苡仁、荸荠、香菇和黄豆等。吃一些具有分解致癌物(亚硝酸胺)作用的食物,如胡萝卜、豌豆、龙须菜、南瓜、菜瓜和豆芽菜等,也是不错的选择。

(1)水:水是预防肾癌最好的"药"。多饮水有助于减少肾癌发生。吸烟者容易患癌是因为烟草中的多种有毒物质对肾小管和集合管的长期慢性刺激,而导致细胞内基因突变,多饮水可以降低毒素的有效浓度,减少基因突变的概率。

(2)香蕉:据报道,每天吃香蕉的人比完全不吃的人患肾癌的风险概率要小将近一半。香蕉等水果中富含一种特殊的抗氧化性化合物,这种物质具有很强的抑制肿瘤形成的作用,因此被认为是此类食物具有抗癌作用的原因。

(3)胡萝卜:其富含的胡萝卜素能够起到抗氧化的作用,通过清除体内自由基预防癌症。胡萝卜素在体内可转化为人体不可缺少的营养要素维生素A,可防止正常细胞癌变。

(4)莴苣:近年来的研究发现,莴苣中含有一种芳香烃羟化脂,能够分解食物中的致癌物质亚硝胺,防止癌细胞的形成,对于消化系统的肝癌、胃癌及肾癌等有一定的预防作用,也可缓解癌症患者的放化疗反应。

(5)西红柿:经常吃富含番茄红素的水果蔬菜有助于降低罹患肾癌的危险。番茄红素不仅可通过吃西红柿获得,还可通过食用番茄酱、番茄汁和番茄沙司等西红柿制品摄取。研究表明,番茄红素与较低肾癌发病率之间存在重要关联。与番茄红素摄入量最少的妇女相比,番茄红素摄入量最多(相当于每天吃 4 个西红柿）的妇女患肾癌的概率可降低 45%。

(6)高脂肪鱼:瑞典卡罗林斯卡医学院研究人员曾对 6 万多名妇女的饮食习惯和病情进行过询问和分析,发现每周至少吃一次高脂肪鱼,患肾癌的概率可降低 74%。

高脂肪鱼

高脂肪鱼主要包括三文鱼、鲱鱼、沙丁鱼和青鱼等在深海中生活的鱼类。高脂肪鱼所含维生素 D 比低脂肪鱼要高 5 倍,深海鱼油中 ω-3 脂肪酸的含量也比普通鱼油多 20 倍左右。

18 为什么说肾癌是一个"隐形杀手"?

与其他癌症相比,肾癌是一个"隐形杀手"。早期的肾癌基本没有任何明显症状,临床上 90% 以上的肾癌患者都是在体检或其他疾病检查中无意间发现的。肾癌的"沉默寡言"与肾脏的生理机制不无关系。人体的每个肾脏由约百万个肾单位构成,每一个肾单位都是一套微小而精密的过滤系统。这数百万个肾单位并不是同时工作,而是实行有规律的"轮休制"。这样的生理机制可有效保护肾单位的功能,使其不至于过劳。然而,这也会带来意想不到的负面作用,那就是人们难以觉察到肾脏疾病的早期症状,等出现血尿、腰痛和腰腹部肿块等典型症状时,才去就诊,病程往往已经进展到晚期,错过最佳的诊疗时间。

19 为什么肾癌的预后相对较好?

主要有以下几点:

(1)由于大众健康意识的提高,每年进行一次正规体检的观念已为很多人接受,因此,不少肾癌初期的患者在肾肿瘤只有 2~3cm 时就被发现。

(2)人体具有两个肾脏,因而在其中的一个肾脏出现问题时,我们可以果断地将其完整切除,而另一个肾脏也可以完全满足我们身体的需要。

(3)肾脏自身及周围的结构决定了肾癌不容易出现早期转移。肾脏本身有一个完整的包膜,在它周围有一个厚厚的脂肪囊,这两层屏障就限制了肿瘤的早期转移。但如果发现太晚了,肿瘤突破包膜,转移的概率就会增加许多。

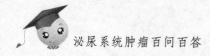

(4)肾脏肿瘤中约90%是恶性的,而良性肿瘤中占大多数的错构瘤在 CT 和 B 超上都有特定的表现,因此也不会像其他癌症那样容易误诊,患者可以得到及时诊断和治疗。

20 肾癌是否会传染?

肾癌不会出现传染,无论与家人一起生活,还是与亲戚朋友共同进餐,都不会出现传染。

21 肾脏发现肿瘤,一定就是癌吗?

肾肿瘤分良性和恶性肿瘤两类。尽管多数资料显示肾脏恶性肿瘤占所有肾肿瘤的90%左右,而其中又以癌为主,但仍有部分患者患的是肾腺瘤、肾囊肿、肾血管瘤、肾错构瘤、肾脂肪瘤等良性肿瘤。有些良性肿瘤很难与恶性肿瘤相鉴别,需要有经验的肿瘤专科医生诊治。

诊 断 疑 问

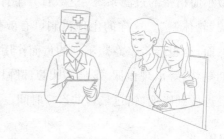

22 为什么许多肾脏肿瘤患者没有症状?

因为肾脏在人体内的位置很深,周围比邻腹部的其他脏器,所以早期的肾肿瘤不易出现症状而被忽视。近年来,随着医学技术的发展以及百姓健康意识的提高,越来越多的患者由于健康体检或因为其他系统的疾病去检查身体而偶然间发现了较小的和早期的肾脏肿瘤。因此,正确的做法是,所有成年人都应该每年做一次健康体检,使用价廉而没有创伤的肾脏 B 超检查能发现直径为 1cm 及以上的肿瘤。良好的健康意识能使疾病得到早期发现、早期诊断和早期治疗。

23 得了肾癌应该怎么办？

首先应该找专科医生诊断肿瘤的性质和目前的侵犯情况，也就是看看肿瘤发展到了什么程度。如果肿瘤局限在肾脏，高度怀疑恶性肿瘤应该争取尽快手术治疗。手术是否彻底对这类患者治疗的效果和预后是最重要的。

24 肾癌有哪些临床表现？

肾癌的表现多种多样，肾癌典型的"三联征"表现为血尿、腰痛和肿块。当肾癌侵犯至肾盂则有血尿。疼痛主要因肾癌肿块增大，常为钝痛；肾癌侵犯周围脏器和腰肌所造成的疼痛相对较重并呈持续性，如血块堵塞输尿管，则为绞痛。一般肿块表面光滑、质硬、无压痛。如可触及，肾癌已达相当大体积。多数患者只有其中的 1~2 个症状，三者俱全者少见，占 10% 左右。

肾癌的全身症状

约有 1/3 患者伴有全身症状（即肾癌的肾外表现），如发热、高血压、血沉快、贫血、肝功能异常、免疫系统改变、激素水平改变、尿多胺升高、血癌胚抗原升高、精索静脉曲张等。这些全身症状不仅可作为发现肾癌的线索，也是影响预后的重要因素。

25 为什么中年突发高血压需要警惕肾癌？

尽管肾癌早期表现隐匿，临床上仍有部分肾癌患者早期会出现一些非特异性症状，如人到中年突然患上高血压或是糖尿病，尽管接受了规范的治疗，疗效却始终不理想。这时就应该进行排查，看其是否患有肾癌。因为，肾脏肿瘤在生长过程中，人体对肿瘤细胞分泌的类激素样物质、毒素以及生物活性多肽等会产生一系列免疫反应，从而引起内分泌、神经、消化、造血系统等的多处脏器及体表皮肤出现病变，这在临床上叫作"副瘤综合征"。

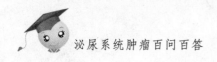
26 肾癌应该进行哪些检查?

影像学检查对于肾癌的评价非常重要,X线检查腹部B超及CT扫描是最常用的检查方法,它也使少数无症状患者得以早期发现。另外,腹部MRI也是近年来应用较多的检查。通过X线检查、B超、CT或MRI可了解肾肿瘤大小、位置、局部蔓延、淋巴结及血管受侵情况。静脉尿路造影有助于了解双侧肾功能及肾盂、输尿管、膀胱情况,对治疗有参考价值。

(1)X线检查:为诊断肾脏肿瘤非常重要的方法,特别是随着设备技术不断更新,X线检查的准确性也在明显提高。

肾癌的X线检查

- 尿路平片:在平片上可见患者患侧肾影不规则增大,腰大肌影模糊,有10%肾癌肿块内或肿块周围可见钙化。
- 肾盂造影:静脉肾盂造影或逆行肾盂造影是诊断肾脏肿瘤的最基本方法。
- 腹主动脉-肾动脉造影:是肾肿瘤早期诊断及定性诊断的重要手段。
- 下腔静脉造影:5%~15%的肾癌静脉内有瘤栓,造影可了解下腔静脉、肾静脉内有无瘤栓、下腔静脉有无受到肿瘤压迫和浸润等改变。

(2)CT检查:主要用来确诊肾占位性病变,对囊性和实质性肿块的鉴别,准确率达93%。

(3)MRI检查:MRI检查有许多优点,一次扫描可获得肾脏横断面、冠状面和矢状面的图像;没有CT图像中存在的伪影;不需注射造影剂。MRI可十分清晰地显示肾实质肿块,并与肾囊肿进行鉴别。

(4)超声诊断:B型超声显像是近年来诊断肾脏肿瘤的重要方法之一。由于超声检查方法简便,无创伤性,因而在

温馨提示

肾癌患者应常规行胸片、肝B超、骨扫描检查,因为有25%~47%的患者在确诊时已有远处转移。

肾脏肿瘤的诊断中已被广泛应用。超声图像还能显示肾癌的范围、癌肿有无侵入邻近器官、肝脏或脾脏有无转移、肾蒂及腹膜后淋巴结是否肿大。因此,对肾癌的临床分期有一定帮助。

(5)放射性核素检查:放射性核素检查对脏器功能的了解有重要价值,即能用显像技术来反映脏器功能,又能显示脏器形态。对一些不能做 X 线造影的患者更为合适。

27 如何诊断囊性肾癌?

囊性肾癌的诊断主要依靠影像学检查,B 超、CT 可作为主要的检查手段。B 超简单实用,可用于普查。典型囊性肾癌的超声特点为囊壁厚薄不均,囊内无回声区充满密集的点状弱回声, 此为坏死组织碎屑和新鲜或陈旧的出血所致。彩色超声检查可发现囊内具有实性部分或分隔上有彩色血流信号。但 B 超由于受操作者的技术水平、肥胖、腹腔气体等多因素的干扰,对囊性肾癌进行确诊有一定困难,但可以提供肾脏囊性或囊实性肿物的线索。

28 如何利用影像学检查区分肾囊肿和囊性肾癌?

由于囊性肾癌与肾囊肿不易鉴别,因此,囊性肾癌常常被误诊为肾囊肿。随着各种新技术的出现, 虽然囊性肾癌的诊断率有所提高, 但仍然不尽如人意。B 超和 CT 是目前常用的检查方法。多普勒 B 超是区别肾囊肿与囊性肾癌的重要手段。囊性肾癌可见较为明显的血流,血流呈抱球状或条状。分隔型和结节型可见血流位于分隔区。而肾囊肿无此表现。这是鉴别两者的最重要的要点。CT 上可见单发或多发的囊肿,以单发的囊肿多见。肾囊肿表现为囊肿壁光滑,增强扫描无强化。囊肿内容物呈水样密度。与单纯肾囊肿不同,囊性肾癌囊壁增厚,且不均匀、不规则,增强扫描可见囊壁、分隔及结节的早期强化。而且由于肿瘤内部有出血,囊肿内可见不均匀的内容物。同时,为肾囊肿患者检查时应仔细观察囊肿内及周围肾实质的改变,必要时做 CT 薄层扫描是提高术前正确诊断的关键。

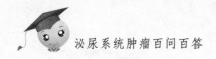

29　肾癌有哪些病理类型？

肾癌病理类型常见的有以下几类。

(1)肾透明细胞癌：发病率较高也最为常见，一般为 60%~85%。肾透明细胞癌是由胞浆透明或嗜酸性的肿瘤细胞构成的恶性肿瘤，肿瘤内有纤细的血管网，多发生于双侧肾脏，肿瘤中常见囊腔、坏死、出血和钙化，影像学可显示钙化影。

(2)Bellini 集合管癌：一般多发于中老年人群中，发病率为 1%~2%。Bellini 集合管癌是来源于 Bellini 集合管的恶性上皮性肿瘤，患者常有腹部疼痛、肋部肿块和血尿，常转移至骨，肿瘤多为实性，灰白色，可见坏死和卫星结节。

(3)乳头状肾细胞癌：发病率为 7%~14%，在肾癌患者中也较为普遍。乳头状肾细胞癌是一种具有乳头状或小管乳头状结构的肾实质恶性肿瘤，常伴出血、坏死和囊性变，肿瘤组织易碎，可有假包膜，常发生于双侧肾脏。

(4)肾嫌色细胞癌：其发病症状较不明显易被患者忽视，其发病率为 4%~10%。肾嫌色细胞癌的癌细胞大而浅染，细胞膜清楚，无特殊的症状和体征，影像学检查常表现为肿块，无坏死和钙化。

30　Fuhrman 核分级有何意义？

Fuhrman 核分级系统检测是在 1982 年被提出的，是目前应用最广泛的肾细胞癌的核分级系统，也是目前被广泛认同的肾癌预后判断的独立指标之一。该指标根据癌细胞核大小、形状和核仁是否明显而分为 4 级，为世界上多数学者和协会接受并广泛采用。

晚期肾癌的 6 大临床特征

- 远处转移
- 同侧肾上腺受侵
- 穿透肾周筋膜
- 侵犯腔静脉
- 区域淋巴转移
- Fuhrman 核分级高(4 级)

除了对于肾癌进行针对性的治疗外，还应及早进行 Fuhrman 核分级系统病理检测，以帮助医生和患者判断疾病的进展和预后，以及复发和转移风险，尤其是肾透明细胞癌和乳头状肾细胞癌的患者。一般来说，Fuhrman 核分级越高，复发的风险也越高，3 年生存率和癌症特定生存率明显较低。因此，对于核分级较高的患者，要进行密切的随访，以便早期发现转移，并严格遵循医嘱，在医生的指导下，选择合理的靶向药物治疗，以获得更好的治疗效果。

31 肾癌的转移途径？

肾癌可通过直接浸润、淋巴途径和血运三种途径转移。肺和骨是常见的转移部位。

(1)直接浸润：肾癌逐渐长大，穿破肿瘤包膜朝四周扩散，向内侵入肾盂，向外突破肾包膜侵及肾周脂肪和筋膜，蔓延到邻近组织，如结肠、肾上腺、肝、脾及横膈等。

(2)淋巴途径：据统计，15%~30%的肾癌可经淋巴途径转移。左侧转移到肾蒂、主动脉前和左外侧淋巴结；右侧累及肾门附近、下腔静脉前淋巴结、主动脉和下腔静脉间淋巴结。

(3)血运转移：是肾癌重要的转移途径，癌细胞侵犯静脉，从毛细血管、肾内静脉至肾静脉，在静脉内形成瘤栓，可进一步伸入下腔静脉到达右心房，并向肺、骨和其他脏器，引起广泛的血运转移。

32 有些肿瘤需要做术前或者术中病理检查才能明确诊断，肾肿瘤需要病理检查吗？

肾肿瘤并不主张做术前或者术中的病理检查，即使术前无法判断肿瘤是良性还是恶性，一般也不建议进行穿刺活检等病理检查，因为这种检查可能会造成肿瘤的种植或播散。此外，有些患者询问，能不能像乳腺肿瘤手术那样进行术中病理切片检查。答案同上，不需要的。因为乳腺肿瘤的术中病理检查决定了手术如何进行，但是肾肿瘤却是在术前就制订了方案，如选择部分切还是

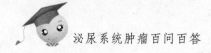

全切等,因此无需术中病理检查。

33 肾肿物穿刺活检的适应证及禁忌证是什么?

肾肿物穿刺活检的适应证主要包括以下几类:

(1)伴有严重并发症、外科手术风险较大,需要决定是进行手术还是随诊观察时,可以行肾穿刺活检,如果穿刺活检未见恶性证据,应继续观察随访。

(2)拟行肾癌物理消融(如冷冻或射频消融)的患者,治疗前应当行穿刺活检以明确病理情况。近年来,临床试验性治疗研究显示,接受物理消融治疗的肾癌患者短期生存率尚满意,但存在一定复发率,远期疗效需要进一步研究。对某些肾肿瘤较小、老年或体弱的患者,可以选择射频消融或冷冻治疗。

> **温馨提示**
>
> 下列情况不适合肾穿刺活检:孤立肾、肾功能不全和有解剖异常的患者;影像学示肾脏肿瘤呈浸润性生长、怀疑为癌肉瘤或尿路上皮癌的患者,因癌肉瘤或尿路上皮癌发生穿刺道种植可能性较大。

(3)对不能手术的晚期肾肿瘤患者,如果需要给予化疗、靶向治疗或其他治疗,在治疗前为明确诊断,可选择穿刺活检以获取病理结果。

(4)怀疑为淋巴瘤或白血病侵犯肾脏的患者,由于淋巴瘤或白血病的主要治疗为全身化疗,可以行活检为进一步化疗提供依据。

34 肾癌与肾错构瘤如何鉴别?

肾错构瘤又称肾血管平滑肌脂肪瘤,是一种较为常见的肾脏良性肿瘤。在B超和CT图像上都有特征性表现,临床上容易与肾细胞癌进行鉴别。典型的错构瘤内由于有脂肪成分的存在,B超可见肿块内有中强回声区,CT可见肿块内有CT值为负值的区域,增强扫描后仍为负值,血管造影显示注射肾上腺素后肿瘤血管与肾脏本身血管一同收缩。肾细胞癌B超显示肿块为中低回声,肿块的 CT 值低于正常肾实质,增强扫描后 CT 值增加,但不如正常肾组织明显,血管造影显示注射肾上腺素后肾脏本身血管收缩,但肿瘤血管不收缩,肿瘤血管特征更明显。但有时遇到不典型的肾错构瘤,脂肪成分很少,这时很难与肾癌相鉴别。此外,核磁扫描也是诊断错构瘤的好方法。在临床上对于脂肪成分少的错构瘤往往需要结合 B 超、CT 和核磁扫描三种方法来联合明确诊断。

肾癌与肾错构瘤的鉴别要点在于,肾癌内没有脂肪组织而错构瘤内有脂肪组织。但少数情况下,肾细胞癌组织中也会因含有脂肪组织造成误诊。另外,含脂肪成分少的错构瘤被误诊为肾癌的情况也不少见。在实际临床工作中,有一些错构瘤 B 超表现为低回声和(或)CT 为中高密度肿物,而被诊断为肾癌。造成误诊的原因:有些错构瘤主要由平滑肌构成,脂肪成分少;瘤内出血,掩盖脂肪成分,导致 B 超和 CT 无法辨别;肿瘤体积小,由于容积效应,CT 难以测出肿瘤的真实密度,对此种情况,加做 CT 薄层平扫。必要时,B 超引导下针吸细胞学检查可有助于诊断。错构瘤内出血掩盖脂肪组织的 CT 特征比较显著,但对 B 超结果的干扰则较少。

35 **肾癌是否可血液检测?**

目前,肾癌的血液检测尚没有特异性的肿瘤标志物。

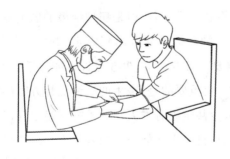

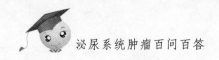

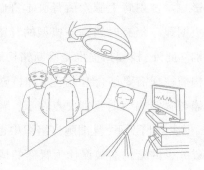

治疗疑问

36 肾癌如何治疗？

肾癌的根治主要依靠手术。放疗和化疗不能彻底控制肿瘤，一般可作为姑息治疗以减轻痛苦，延长生命，或作为手术前后的辅助治疗。内分泌治疗晚期肾癌可使少数患者的肿瘤部分退化。免疫治疗可能对肿瘤的发展有一定的抑制作用。对于晚期肾癌，手术治疗配合靶向药物的综合治疗方案，效果是令人比较满意的。

37 为什么一定要等病理结果？

但凡肿瘤患者，最怕一个"等"字，总是担心多等那么一天，就会多耽误一天的病情。其实医生也和患者一样急，但是病理结果的确定是一个非常复杂并且具有技术含量的过程，肿瘤标本从取出到固定、制作石蜡标本、切片、阅片、复片，每一步都相当重要。就像烧菜，少5分钟可能味道就大不相同，所以并不是催催病理这么简单。更重要的是，医生的后续治疗方案都取决于病理结果。现代肿瘤治疗领域，医生甚至患者本人已经不能满足于仅仅区分疾病的良性、恶性了。只有优秀的病理科医生才能帮助患者最大化地获得肿瘤相关的信息，这些信息大多和治疗及预后相关。所以，病理还是得耐心等。

38 为什么早期(局限性)肾癌患者需要接受手术治疗？

对于局限性肾癌，手术能使大部分患者达到治愈水平。目前手术方式主要有根治性肾切除和保留肾单位的部分切除，而且对于绝大多数患者都可以采用微创技术(腹腔镜)完成,效果达到开放手术水平,甚至好于开放手术。具体的治疗方式取决于多种因素,包括患者的年龄、健康状况、麻醉风险以及肿瘤大小、位置和浸润情况。通常肿瘤越大,根治性肾切除的可能性越大,除非完全切除患肾后患者可能出现肾功能下降需要透析，这种情况下尽可能保留更多的正常肾单位。但是选择何种手术方式必须根据患者的具体情况与医生协商决定。

39 **肾癌的手术方式有哪些?**

目前,肾癌的手术方式分为根治性肾切除术和肾部分切除术(又称保留肾单位手术);操作方式有开放手术、微创(腹腔镜、机器人)手术。

40 **什么是根治性肾切除术?**

根治性肾切除术包括开放式手术与腹腔镜下根治性肾切除术。开放式手术切口可以在腹部也可以在腰部,但通常手术切口较大,不仅美观性欠佳,而且手术创伤也较大,愈合时间较长。腹腔镜下肾切除避免了上述不足,医生只要通过较小的通道就可以完成手术。除非有癌栓形成,或是肿瘤巨大和淋巴结较大的患者,否则都可以考虑腹腔镜下手术。在过去的10年中,腹腔镜手术已经发展成为根治性肾切除的标准方法,该方法侵袭性小,恢复迅速,而且手术禁忌证也较少。但腹腔镜手术需要经验丰富、熟练的外科医生才能完成。

41 **肾肿瘤手术分为开腹和腹腔镜两种手术方式,患者应如何选择?**

手术方式的选择取决于两个方面:一是病灶的大小,如肿

温馨提示

在相同条件之下,腹腔镜外科手术和传统外科手术相比,腹腔镜手术的优势会更明显,对患者的创伤会更小,手术时间可能会更短,出血可能更少。

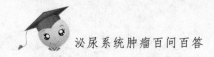

瘤达到 20cm 以上,腹腔镜的难度太大,可能开腹手术就比较合适了;二是医生的技术,如果医生习惯于开腹手术,那么开腹就会非常熟练且有把握,而对腹腔镜比较生疏。

42 **与传统开放手术相比腹腔镜手术的优势是什么?**

总的来说,与传统的开放手术相比,腹腔镜手术具有创伤小、伤口愈合快、住院时间短、出血少及切口美观等独特优点。具体来说:

(1)腹腔镜肾部分切除术不需要大面积切开腹壁和敞开暴露腹腔脏器,手术仅需在腹壁上开通三个 1cm 左右的小孔以供腔镜器械通过。这种手术方式使得皮肤创面大大缩小,术后皮肤缝合时间远远短于开放性手术。如果条件较好,甚至可以使用黏合剂黏合皮肤创面,避免缝线反应及拆线的烦恼,这样的皮肤创面更美观,愈合更快,住院时间更短。随着微创观念和技术的不断发展,近来甚至还出现了单孔腹腔镜技术,即所有手术器械都通过唯一孔道进入腹腔,这使得皮肤创面进一步缩小。但单孔技术对手术技术要求更高,目前还没有得到普及。

(2)腹腔镜手术器械体积小,仅有一个小镜头和两个操纵杆进入腹腔便足以完成操作,减少了开放手术中术者手部所占据的空间。这种效应不仅减少了对腹腔的正常解剖结构的破坏,降低了术后组织器官粘连的发生率,而且避免了过多的术中创伤,使患者术中应激反应(如应激性溃疡)减轻,术后疼痛感相对减弱。

(3)腹腔镜手术需要向腹腔内持续泵入二氧化碳气体,以扩展操作空间,使手术视野更加清晰、操作更加方便。另外,泵入的气体提高了腹腔内压力,使得腹腔内动静脉壁内外压力差缩小。减少了静脉渗血,大大减少了术中出血量。

(4)腹腔镜摄像头可以将视物放大 10~12 倍,相当于比开放性手术多了一个放大镜。这种放大效应使组织器官的精细结构显示得更清晰、更易辨认。它不仅可以更清楚地显示出病灶边缘的位置,而且可以减少术中对其他脏器不必要的损伤。在它的帮助下,术者的手术操作可以做到更精确细致,术中并发症的发生率远低于开放性手术。

43 在治疗效果方面,开放手术和腹腔镜手术有无区别?

治疗效果主要涉及两个方面。首先是肿瘤控制,无论是开腹手术还是腹腔镜手术,都可以把肿瘤病灶切干净。其次是手术对患者的创伤,相对来说,腹腔镜手术对患者的创伤要更小。

手术的创伤取决于以下几个方面。手术过程中,开放手术需要切开一个很长的口子,并对组织进行持续牵拉,这对患者就是一种伤害;而腹腔镜手术只是在腰腹部打三个小洞,对患者的创伤相对较小。

另外,手术时间的长短对患者的影响也较大。手术时间越长,麻醉药的剂量就会越大,人体要承受的痛苦也会更大,因此,身体恢复就会更慢。

44 在术后康复方面,开放手术和腹腔镜手术有何区别?

腹腔镜手术的康复更快一些。开放手术后的患者,伤口愈合时间要更长一些。

45 单孔腹腔镜治疗肾癌的应用?

传统的腹腔镜肾切除手术需要在腹部开 3 个孔,相比之下,单孔肾肿瘤切除术,手术创伤更小,患者恢复更快。其适用于直径<7cm,局限于肾脏内的 I 期肾癌,特别是< 4cm 的小肾癌,单孔微创手术肿瘤根治效果与传统的根治性肾切除相当,且能保留患肾,最大限度地保留肾功能,尤其适合年轻、独肾、对侧肾功能不佳的患者。

46 腹腔镜手术有哪些局限性?

由于腹腔镜手术器械较长,而且操作技巧和开放性手术完全不同,手术操作包括肾脏的缝合和结扎需要在腔镜下完成,具有一定的难度,尤其是在遇到紧急情况(如出血)时,将更多地依赖于医生的经验和技术来进行熟练的操作和及时的处理。因此,要求医生经过特殊的训练。建议患者到三甲医院寻求经

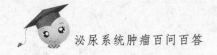

验丰富的医生帮助。

47 什么是肾部分切除术？

如果患者肿瘤较小,或者切除患肾会严重影响肾功能,考虑保留肾单位手术是必要的。如果肿瘤小于7cm,有可能适合接受保留肾单位的手术。随着医疗技术的进步,对于许多患者来说切除整个肾脏是不必要的。所谓肾部分切除术指的是仅切除肿瘤和肿瘤边缘的小部分正常肾组织。随着对肾肿瘤的认识越来越清楚,经过多年论证,接受肾部分切除的患者肿瘤复发率并不比根治性肾切除患者高。随着经验的积累,腹腔镜水平的提高,无论是开放还是腹腔镜下肾部分切除术都已成为常规术式。

48 是否所有的患者都可以行保留肾单位手术？

不是。保留肾单位手术对于患者有一定的要求。

适应证:肾癌发生于解剖性或功能性的孤立肾,根治性肾切除术将会导致肾功能不全或尿毒症的患者,如先天性孤立肾、对侧肾功能不全或无功能者以及双侧肾癌等。

相对适应证:肾癌对侧肾存在某些良性疾病,如肾结石、慢性肾盂肾炎或其他可能导致肾功能恶化的疾病(如高血压、糖尿病、肾动脉狭窄等)患者。

NSS适应证和相对适应证对肿瘤大小没有具体限定。

可选择适应证:临床分期T1a期(肿瘤≤4cm),肿瘤位于肾脏周边,单发的无症状肾癌,对侧肾功能正常者可选择实施保留肾单位手术。

49 为什么要行肾部分切除术？

对于孤立肾肿瘤或双肾肿瘤,如果采用根治性肾切除必然会导致患者要接受透析,因此部分切除是有必要的。

对于两侧肾功能正常,而且没有基础疾病的患者,当准备切除一侧肾时,外科医生和患者必须考虑术后有发生肾功能不全的可能性。尽管一个肾对于患者今后的生活没有影响,但是正常的肾组织当然越多越好。结石、感染、高血压、糖尿病、老年化等问题随着时间的推移都有可能发生，并可能对肾功能产生不利影响。因此最大限度保护正常肾组织对于年轻患者特别有益。

另外，对于因为肿瘤而切除一侧肾脏的患

温馨提示

如果患者有糖尿病、高血压、肾结石、慢性感染、狼疮性肾炎等目前或者将来有可能影响总肾功能的疾病，切除患肾可能导致残留的肾功能处于临界状态，将来有透析的风险。

者，对侧肾再次发生肿瘤的风险也高于常人。因此，在某种程度上来说，肾部分切除已经成为一个标准的治疗方案而不仅仅是个选择性的方案。

50 **进行肾部分切除手术,肾肿瘤复发的可能性是否会更高?**

这种可能是有的,这里有一个肾内复发的概念。在肾肿瘤的周围可能存在卫星灶,就像是卫星城,但在手术前,这些卫星灶太小以致无法查明。但是,这种情况非常少见,肾肿瘤患者中,存在卫星灶的比例非常低,不到1%。然而,肾肿瘤患者治疗一侧后,对侧肾脏再次发生肿瘤的可能性达到2%,也就是说,每100个肾癌患者中,有2个人可能是双肾癌。因此,两相比较,对于技术上能够进行肾脏部分切除的患者,我们还是会建议患者进行保留肾脏的手术。但是,这也并不绝对,医生还要考虑患者心理、自身条件等情况。例如有的患者觉得自己身上长了瘤子,就要把整个肾脏切除,我们会告知患者手术的风险和获益,但最终决定权在患者手中。

51 **肾全切手术和肾部分切手术,在手术并发症方面有何区别?**

手术并发症与医生的技术和熟练度有关,肾部分切手术的难度比较大,涉及缝合等一些复杂的操作,在刚开展这种手术方式时,可能会出现出血、漏尿等情况。但目前,随着技术的进步,这些情况已经很少发生了。

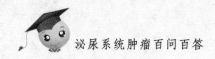

52 对于孤立肾的患者,如果不得不进行肾全切手术,之后该怎么办呢?

患者只能接受透析治疗,生存质量会非常差。因此,建议患者每年进行一次健康体检,通过 B 超很容易发现早期肿瘤。而如果发现得早,可以进行保留肾脏的部分切除手术,而不必要走到两边肾脏都切除,甚至进行透析的地步。

53 小的肾脏肿瘤是否一定是恶性的?

不一定,10%~20%的小的肾脏肿瘤是良性的。

54 小的肾脏肿瘤最优的治疗方案是什么?

首选是保留肾单位手术,而不是根治性肾切除术。

55 所有的小肾脏肿瘤都能做保肾手术吗?

不是的。肿瘤的位置、与肾门大血管的关系是判断能否行保肾手术的重要依据,其次患者身体情况、意愿、医生的水平和经验也直接关系到能否行保肾手术。通常肿瘤位于肾脏上下极、外生性肿瘤(肿瘤体积 60%以上位于肾脏轮廓外)是可以行保肾手术的。

56 选择开放保肾手术还是腹腔镜下保肾手术呢?

无论开放还是腹腔镜下保肾手术都需要医生有丰富的经验, 在肿瘤治疗效果和保护肾功能方面两种方式是一样的。但在目前,腹腔镜下保肾手术术后患者恢复可能更快些,术后切口更美观。不过对医生技术要求较高,医生要有丰富的经验。

57 对小肾脏肿瘤还有其他治疗方法吗?

目前国际上还有射频或冷冻治疗肾癌。它们目前还不能取代保肾手术这一治疗小肾癌金标准的地位,但以后有可能。目前对于高龄或伴有严重并发症者及其他不适合手术治疗的患者,可采用射频或冷冻治疗的方法。此外,肿瘤越小(3cm 以下),射频治疗效果越好。许多医院已常规开展射频治疗,从目前资料看,效果是肯定的。

58 小肾脏肿瘤不手术可以吗?

目前国际上认为,对于预期寿命短、严重并发症、手术风险高者,可考虑积极的等待观察(Active surveillance)。此方法需要定期随访。

59 什么是晚期肾癌?

晚期肾癌分为三种:

第一种是,在检查诊断时发现除了肾脏有肿瘤,身体的其他部位,如肺部、骨骼、肝脏也看到了病变转移,一定是晚期肾癌。

第二种是,在手术切除肾脏后,在术后复查过程中,其他部位又发现了新的病灶,经过影像学检查,确认肿瘤是从原发的肾癌转移过来的,这也是晚期肾癌。

第三种叫局部晚期肾癌,肿瘤虽然没有转移到身体其他部分,但是肿瘤在局部长得比较大(医学上称为侵袭性生长),直接长到肾上腺或者比较大的血管中,甚至有些可以顺着血管由肾静脉经下腔静脉一直长到心脏中。

60 如何判断肾癌是否到了晚期呢?

晚期肾癌需要通过 CT、MRI,当然现在还有 PET-CT 等一系列影像学检查做出明确诊断,单是验血无法判断是早期还是晚期。

61 晚期肾癌有哪些好的治疗方法呢?

对于一些局部晚期肾癌,肿瘤在局部长得比较大,但它并没有转移到身体的其他部位。这种类型的肿瘤理论上讲有一定的机会通过手术治愈,当然这个机会不会超过一半。如果病灶直接转移到肺或者骨骼,手术不太可能治愈。

目前来说,治疗晚期肾癌,首先就是要看能不能切除肿瘤的原发病灶,也

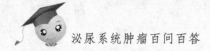

就是减瘤手术。将切除的肿瘤组织做病理，根据病理检查结果，指导下一步的用药。目前可以使用靶向药物治疗，或者一些其他的治疗方式。在靶向治疗问世之前，面对转移性肾癌，医生没什么好的治疗方式；自从靶向药上市之后，肾癌治疗取得了比较令人满意的效果，但也并不能达到100%的疗效。总的来说，一部分患者的肿瘤会逐渐缩小、消退，一部分患者的肿瘤会维持稳定的状态，不再生长，患者"与瘤共存"。目前对于晚期肾癌更多的是用靶向治疗。

62 转移性肾癌(临床分期Ⅳ期)是否有标准治疗方案？

转移性肾癌尚无标准治疗方案，应采用以内科为主的综合治疗。外科手术主要为转移性肾癌辅助性治疗手段，极少数患者可通过外科手术而治愈。

63 转移性肾癌是否需要手术治疗？

切除肾脏原发灶可提高转移性肾癌的疗效。对根治性肾切除术后出现的孤立性转移瘤，以及肾癌伴发孤立性转移、行为状态良好、低危险因素的患者，可选择外科手术治疗。对伴发转移的患者，可视患者的身体状况与肾脏手术同时进行或分期进行。对肾肿瘤引起严重血尿、疼痛等症状的患者，可选择姑息性肾切除术、肾动脉栓塞术以缓解症状，提高生存质量。

64 什么是靶向治疗？

十年前转移性肾癌的治疗(包括传统的生物治疗，例如白介素-2)效果非常有限，绝大多数患者在短期内会出现危及生命的状况，甚至死亡。靶向药物治疗为肾癌，特别是晚期转移性肾癌的治疗带来了翻天覆地的变化，给我们提供了治疗癌症的很好的武器。靶向治疗属于内科治疗，它和放疗、手术这种局部治疗是不同的，属于全身性治疗。因此，在综合治疗当中，它是不可或缺的重要环节，可以提高手术效果或者增加术后患者的生存率。以往细胞因子的治疗机制与目前的靶向治疗的机制是完全不同的。在肿瘤生长过程中有某些明显的固定的途径或者说靶点，例如酪氨酸受体激酶的通路、靶点，经过这些年的研究已非常明确。通过酪氨酸激酶的抑制剂可以阻止肿瘤细胞的增殖，能够抑制肿瘤细胞的生成,所以分子靶向药物的作用机制是非常明确的,不同于以往的细胞因子(其治疗机制或通路是宽泛而不明确的)。也正由于靶向药物对于靶点治疗的目的非常明确,因此它的效果要明显优于以往的细胞因子治疗。

温馨提示

尽管近几年对于靶向治疗的研究进展非常迅速,但现在的靶向治疗药物并非完美。因为接受靶向药物治疗的患者在使用一段时间后会出现一定程度的耐药,耐药的机制或者个体化治疗(即如何预测哪类特定患者对哪些靶向药物有效)还需要大量研究。

65 靶向治疗是怎么治疗晚期肾癌的?

靶向治疗和化疗作用机制完全不一样。化疗药通过干扰细胞的生物周期杀死肿瘤细胞;但是靶向药物,尤其是常用的 TKI(酪氨酸酶抑制剂),作用机制是控制肿瘤的生长,而不是直接杀死它。肾肿瘤是一类富含血管的肿瘤,它的生长和转移与血管密切相关。靶向治疗可以阻断肿瘤血管的生成通路,没有了新生的血管,肿瘤细胞就失去了营养供应,所以,靶向治疗能够抑制肿瘤的持续进展、转移。

66 靶向治疗的效果如何呢?

在靶向治疗问世之前,面对转移性肾癌,医生没什么好的治疗方式;自从靶向药上市之后,肾癌治疗取得了比较令人满意的效果,但也并不能达到100%的疗效。评估靶向治疗效果,只要肿瘤不生长就可以认为是获益的。从目前国内的治疗经验看,经过靶向治疗,有80%以上的晚期肾癌患者都是获益的。当然大家都希望肿瘤消失,但在目前情况下做不到。

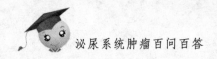
67 靶向治疗药物都有哪些,如何评价患者适合用哪种药物治疗?

目前在我国,治疗肾癌有一线和二线的靶向治疗药物。一线靶向药物主要有两种:索拉非尼、舒尼替尼;二线主要有阿昔替尼和依维莫司。针对晚期肾癌患者,我们首先考虑使用一线药物治疗,治疗后需定期复查,通过 CT 等影像学检查,看有没有新的转移灶出现,原有的病灶有没有继续增大。当一线药物治疗效果不好,疾病发生进展,或者患者不能耐受药物的副作用时,我们会考虑使用二线的靶向药物继续治疗。

68 靶向治疗药物有副作用吗?

靶向治疗药物一定也有副作用,虽然这些副作用与传统的化疗药不太一样,但是总体来讲,各类靶向治疗药物的不良反应几乎是一样的。比如说,靶向药作用机制都是抑制肿瘤血管生成,那么多数情况下对患者的心血管系统也会产生不良影响,用药以后部分患者会出现高血压;增加检测的频率,对症服用降压的药物就可以缓解。靶向药物还有一些皮肤黏膜的副作用,患者出现手脚脱皮、口腔溃疡,这些不良反应会给患者的日常生活带来明显不适,但对生命的威胁不大。但是由于这种不良反应很难受,所以给坚持用药带来不少困难,好在真正用了这个药以后,中途放弃的患者不是太多,如果有明显的副反应,还可以找其他科室(如皮肤科)的医生解决。总体来讲,靶向药物的不良反应大多都可以耐受,部分稍重的反应,都可以通过调整药物剂量和对症处理得到解决。

69 肾癌靶向治疗耐药性与克服对策?

耐药性是肾癌患者靶向治疗中不可避免的问题,只有深入了解其耐药机制和肾癌发生机制,才可能克服耐药问题,改善患者预后。随着对肾癌发生、发展过程中分子调控机制研究的不断深入及临床转化应用,以分子信号通路中的关键蛋白酶/(蛋白)作为治疗靶点,进行靶向药物治疗极大地改善了晚期肾癌患者的治疗现状。目前可获得的靶向药物有索拉非尼、舒尼替尼、贝伐珠单抗、培唑帕尼、依维莫司、替西罗莫司和阿昔替尼。其中,索拉非尼、舒尼替尼、贝伐珠单抗、培唑帕尼和替西罗莫司可用于透明细胞型肾癌的一线治疗。根据各大权威指南推荐,对于中低危晚期肾癌患者,首选舒尼替尼或贝伐珠单抗+干扰素治疗;高危患者,选择 mTOR 抑制剂。对于一线 TKI 治疗失败的患者,二线可选用依维莫司或其他 TKI 药物。

肾癌抗血管生成治疗的耐药机制不完全清楚,可能的机制有继发性耐药(获得性耐药)和原发性耐药(内源性耐药)。

继发性耐药的机制

- 依赖其他促进生长和生存的血管生成因子,如 IL-8(IL-8 介导的舒尼替尼耐受)、bFGF(bFGF 介导的抗血管生成)、PIGF 等。
- 肿瘤细胞微环境的改变(基质细胞、免疫细胞和 BM-derived 细胞)。
- 上皮细胞转变为间叶细胞。

其他可能的机制

- 抗血管信号通路的交替上调。
- VEGF 配体的交替使用。
- 支持细胞(如周细胞)的聚集。
- 存在较少依赖于 VEGF 信号的肿瘤血管。
- 肿瘤细胞的休眠。

原发性耐药的机制

- 肿瘤细胞对促进生长和生存的血管生成依赖性低。
- 对血管生成/(代谢)的过度活化的适应。

目前认为,患者一线 TKI 类药物治疗出现耐药后,可以选择二线药物,如依维莫司、阿昔替尼,若又出现病情进展,可选择与二线药物类型不同的药物治疗。

70 晚期肾癌靶向治疗是否可以停药?

患者接受靶向治疗如果出现严重毒副反应或疾病进展,需要停药,更换靶

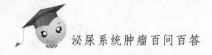

向药物。而对于疾病稳定或好转的患者，目前普遍的建议是长期持续服药。

71 肾癌术后需要辅助的靶向治疗吗?

肾癌的靶向治疗是近几年来对肾癌治疗研究的重大突破。靶向治疗的应用改变了长期以来对放、化疗不敏感的肾癌无药可治的尴尬局面。靶向治疗顾名思义就是治疗针对某一特殊靶点,因此治疗的有效性和准确性显著提高了。换句话说,治疗只针对肿瘤细胞的特殊靶点,而对没有这些靶点的正常细胞没有杀伤作用,也就是副作用小了。这些靶点都是一些在肿瘤细胞中突出存在、对肿瘤细胞生存具有重要影响的蛋白分子。靶向药物可以特异性地阻止这些蛋白分子发挥既有的作用,而失去这些蛋白功能的癌细胞也会随之发生死亡,以达到治疗肿瘤的目的。目前应用较多的肾癌靶向药物多是针对肿瘤新生血管生成能力的靶标分子。因为,肾癌是一个血供非常丰富的恶性肿瘤,肿瘤自身生成新生的血管,以提高肿瘤内部的营养供应,对肾癌的生长至关重要。因此,通过靶向治疗抑制肿瘤生成新生血管的能力对肾癌的治疗效果非常显著。大量的临床研究已经无可争议地证实,靶向治疗对转移性肾癌、局部无法切除的大肾癌具有明显治疗作用,可以显著提高患者的生存期。然而,对已切除肾癌的患者术后是否需要辅助的靶向治疗却是一个新的命题。许多相关的临床试验已经在国内外展开,只是目前还没有得到具有说服力的结论。

72 肾癌术后需要辅助的免疫治疗吗?

肾癌的特点是对放化疗不敏感,但对免疫调节治疗有反应性。比如,在靶向治疗问世之前, 对一些转移性肾癌或局部进展期的肾癌通常会采用大剂量的干扰素和白细胞介素-2进行治疗。干扰素与白细胞介素-2都属于细胞因子, 在体内它们可以诱导患者自身的免疫细胞分化成对肿瘤细胞具有一定杀伤作用的免疫杀伤细胞,而产生非特异性抗肿瘤作用。这些免疫调节治疗方案会在一定程度上抑制肿瘤的进展,但其有效率并不高,总体上在10%以下。然而,相对于毫无作用的放、化疗,免疫调节治疗毕竟是一种有用的治疗手段。那么,肾癌术后进行免疫调节治疗会不会提高患者的总体治疗效果呢? 很遗憾,目前的临床研究并没有发现术后辅助免疫治疗会提高肾癌患者的生存期，而且大剂量的细胞因子治疗会带来显著的副作用，降低患者的生活质量，因此，术后进行细胞因子的免疫调节治疗并不是国际上肾癌治疗指南推荐的必要的治疗方案。

73 放射治疗对肾癌是否有效？

既往认为肾癌对放疗不敏感，放疗主要用于肾癌手术前或手术后的辅助治疗，以及对转移性肾癌缓解疼痛等症状的处理。

肾癌的放疗适应证

- 恶性程度较高或第Ⅱ、Ⅲ期肿瘤，可用术后放疗。
- 原发肿瘤巨大和(或)周围浸润固定或肿瘤血供丰富静脉怒张者，术前放疗可使肿瘤缩小、血管萎缩以增加切除率。
- 骨骼等转移性肾癌引起疼痛时，放疗可缓解症状。
- 不能手术的晚期患者，放疗可缓解血尿、疼痛等症状并延长生命。

随着放疗技术的进展，在不增加正常组织器官损伤的同时，增加靶区的照射剂量，对于并行器官的肾癌有明显的优势，可保留部分患侧肾功能，与手术结果相当，无手术后的感染、出血等严重并发症的发生。

74 化疗对肾癌是否有效？

肾癌联合化疗常以 VLB 为基础，联合其他药物，但总的疗效没有因联合化疗而有明显提高。

75 什么是肾动脉栓塞术？

肾动脉栓塞术是指通过经皮穿刺选择性肾动脉插管，注入栓塞物质，使动脉闭塞。主要作用：①栓塞后肿瘤发生广泛坏死，肿瘤缩小，为手术创造条件，使术中出血少，容易分离肿瘤和缩短手术时间；②减少肿瘤细胞播散；③对于难以切除的巨大肿瘤，栓塞后可以增加手术切除的机会；④姑息性栓塞治疗，可控制和缓解患者的症状；⑤激活患者的免疫机制等。栓塞术还可用于治疗肾

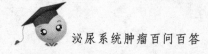

癌的大出血。选择性栓塞肾动脉,是一种损伤小的治疗方法。由于栓塞治疗的疗效 80%是栓塞作用,而肾癌对化疗不敏感,化疗药物的副作用大,肾癌介入宜慎用化疗药物。

76 肾癌介入治疗的优点有哪些?

肾癌的介入治疗适用于不能进行外科手术治疗的患者。它的优点是:

(1)创伤小。仅仅大腿上一个小小的穿刺口,术后稍微包扎一下就可以。

(2)反应轻。把杀肿瘤的化疗药物直接注入肿瘤,让药物基本上都作用在肾癌细胞,从而使药物的副作用非常小。

(3)效果佳。在杀肾癌细胞的同时还可以把肾癌细胞的供血血管,即营养通道堵塞,加强了疗效。

77 遗传性肾癌如何治疗?

VHL 肾癌等遗传性肾癌的治疗与散发性肾癌的治疗原则是完全不同的。由于遗传性肾癌具有反复多发的特点,选择手术切除时一定要慎重。若一发现多发肿瘤就轻易行肾切除手术,易导致患者过早失去双肾而陷入不得不靠透析来维持生命的困境中。目前,治疗 VHL 病等遗传性肾癌的原则是在最大程度保留健康肾脏的基础上尽可能切除肿瘤,并减少手术次数。一般来说,最大肿瘤直径<4cm 时,建议等待观察,密切随访;最大肿瘤直径>4cm 时,可考虑手术或射频消融治疗。不同患者需结合自身具体情况来确定治疗方案。重要的是,尽量避免在诊治过程中,将遗传性肾癌误诊为散发性肾癌,这样才能最大限度地延长遗传性肾癌患者的生命,为他们的美满生活提供有力的保障。

78 囊性肾癌如何治疗?

囊性肾癌病理分期分级低,手术治疗效果满意,预后佳,90%病例生存期大于 15 年。有的研究者认为,对于囊性肾癌,若诊断明确,应行根治性肾切除;对可疑者应行手术探查,术中不宜选择单纯囊肿占位剜除或肾切除,应将囊性肿块及其周围部分肾组织切除进行病理检查,一旦病理证实为囊性肾癌,则行根治性肾切除。但也有研究者认为,对直径<4cm 的局限性肾癌,临床上推荐行保留肾单位手术,可以达到根治手术同样的疗效。

79 目前用于治疗肾癌的靶向药物有哪些?

FDA 批准治疗转移性 RCC 的 7 种药物:舒尼替尼、索拉菲尼、帕唑帕尼、贝伐单抗联合干扰素、依维莫司、阿昔替尼、替西罗莫司等。其中,舒尼替尼、贝伐单抗联合干扰素、帕唑帕尼、替西罗莫司被作为 1 类药物,推荐用于透明细胞为主型复发或无法切除的Ⅳ期肾癌一线治疗。目前已在国内上市的药物有舒尼替尼、索拉菲尼、依维莫司、阿昔替尼。

80 肾癌的预后如何?

影响肾癌预后的因素很多,比如病理分化程度、病理分期、患者的整体状况、免疫功能情况、治疗是否正规适度等等。组织分化程度影响预后,分化程度高较分化程度低预后好,DNA 非倍体多往往预后较差。肾癌的治疗方法也对预后有影响,自从根治性肾切除术在临床开展以后,患者的存活率较单纯性肾切除术有了显著的提高。在分离患肾以前先结扎肾蒂血管或在手术前先行肾动脉栓塞

温馨提示

淋巴结有转移时可能同时已有血行转移,因此淋巴结清除术是否能明显地增加存活率现在尚无定论。

以防止手术时癌细胞的播散,对预后影响较大。

对于有远处转移的肾癌,现在还缺乏确实有效的治疗方法。但肾癌是一种容易诱发免疫力的肿瘤,因此许多肿瘤专家正在努力研究促进这种免疫反应的尝试。因肾癌在初诊时约有 1/3 的患者已有远处转移,在手术后约有 1/2 患者在一定时间内将出现转移,因此寻找有效的辅助疗法,包括化学、免疫、靶向治疗等,对改善肾癌的预后,显然是一个非常迫切的问题。

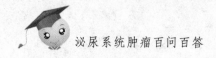

81 **肾癌手术完全切除肾及肿瘤，术后还会复发及转移吗？**

肾癌本质上仍是一种恶性肿瘤，恶性肿瘤的复发和转移仍是患者术后面临的普遍问题。从根本上讲，肾癌即使手术完全、彻底地切除肿瘤或患肾，术后仍存在局部复发与远处转移的可能性。据官方统计，Ⅰ~Ⅲ期的肾癌（肿瘤仍局限在肾或肾外的筋膜内，理论上讲可以完全切除肿瘤不致残留）术后仍有20%~30%的患者会局部复发或远处转移。肺部是最常出现远处转移的器官，发生率占所有转移部位的50%~60%。复发或转移最常发生在术后1~2年，而绝大多数复发或转移发生在术后3年以内。因此，肾癌即使完全手术切除也要密切监察术后复发与转移的发生，这就需要在一段时期内定期随诊复查，及早发现复发或转移的病灶。因为越早发现、及时治疗，才有延缓病灶进展、增加患者生存时间的可能性。

82 **手术时并未发现远处转移的病灶，为什么术后仍会出现转移？术后复发了是不是手术没有切除干净？**

理解这个问题，需要我们对恶性肿瘤的本质有一个科学的了解。恶性肿瘤是身体正常细胞发生了恶变而产生的变异细胞。人体正常的细胞与人或世间所有生物一样是有寿命的，是会生老病死的。它们的产生，它们的消失以及它们的功能、作用都受严格的程序控制。然而，肿瘤细胞中控制细胞生存的程序出现了问题，比如，负责细胞增殖的基因发生突变而不受其他基因的制约，造成肿瘤细胞的无限增殖，这就是肿瘤快速生长的基础；又比如，负责细胞死亡的基因发生丢失或失去功能，造成肿瘤细胞长生不死，这就是肿瘤死灰复燃的基础；再如，负责把细胞牢固固定在自己岗位上的机制发生变化，使得原本固定不动的细胞可以轻易地离开原来的位置，迁移到不属于它的地方，这就是恶性肿瘤转移的基础。因此，恶性肿瘤包括肾癌从它诞生的那一刻开始，它们就具有了这种或那种恶性本质，这其中最凶恶的性质之一便是引起肿瘤细胞转移与浸润的特殊能力。虽然转移的可能性和肿瘤的大小或生长时间有关（比如肾癌患病时间越长、肿瘤越大，侵袭到其他器官或发生转移的概率越大），但恶性肿瘤的转移能力却很大程度上是与生俱来的，这就决定了恶性肿瘤发生转移时机的不确定性，它可能在肿瘤生长的晚期或中期发生，也可能在肿瘤发生的早期即已发生。

恶性肿瘤细胞发生转移的实质是，细胞脱离原有的"巢穴"，在组织中游走，穿透血管或淋巴管的管壁，随血液或淋巴在人体循环系统中漂泊，在某一适合的其他器官和组织中落地、生根、发芽。可见，在这些过程中普遍存在着偶然性与随机性。一个10cm的肾癌比一个3cm的肾癌转移概率高，多半是因为前者肿瘤细胞多、血管多，发生转移的机会多，但这并不意味着3cm的肾癌不会发生转移。因此，在肾癌被诊断时是不能通过肿瘤的大小、期别来断定它有没有转移的，而只能从概率上讲它发生转移的可能性是大还是小。那么在诊断时，并未发现肿瘤远处转移是不是意味着就没有转移了呢？显然不是的，因为我们目前临床所应用的影像学检查手段虽然敏感性不断提高，但也只能探测到有一定体积的肿瘤组织，比如CT或磁共振成像只能发现直径大于0.5~1.0cm的肿瘤。而一个立方厘米的肿瘤大约有一百亿个细胞，一个立方毫米的肿瘤大约有一百万个细胞，那么可以想象一下，转移的恶性肿瘤细胞从一个细胞不断分裂增殖到一百亿个细胞需要多长时间，这个时间必定是漫长的，这还不包括转移细胞在新环境下需要一个相对长的静止时间才能过渡到增殖状态。所以，在转移细胞生长到我们可检测到的体积之前，我们都是看不到它们的，也就是说，在手术前、手术时未发现的转移并不代表未发生转移。术前的微转移(检测不到的转移)很可能就是术后发生转移的基础。同样道理，术前的微浸润(检测不到的少量肿瘤细胞浸润到肾脏周围组织)很可能就是术后肿瘤复发的根源。因此，术后发生的转移与复发更多地与肿瘤的恶性本质有关，而与手术本身的关系是居次要地位的。

当然，通过检测一些肿瘤特异性指标来发现或监测恶性肿瘤的转移会大大提高人们发现转移的可能性，但遗憾的是，目前人们并没有找到能敏感检测肾癌转移的特异性指标，这也是肾癌治疗的临床医生和基础研究者一直以来致力于研究的方向。

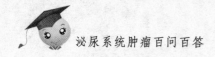

83 **肾癌术后的术侧腰部突出,是否为肿瘤复发?**

肾切除手术,尤其是开放性肾切除手术,所采用的切口通常是腰部肋下的斜行切口。这一切口是暴露肾脏的最佳切口,但它的走行几乎横断腰部的主要肌肉,尤其切口方向是与支配这些肌肉与附近皮肤感觉的神经走行呈十字交叉,这也就意味着,这一切口不可避免地切断腰部的主要肌肉和相关神经。虽然闭合切口时离断的肌肉一定是要重新缝合的,但对支配它的神经的离断和损伤是永久性的。肌肉离开了神经的支配就会

温馨提示

目前越来越多的肾癌手术可以通过腹腔镜等微创手段完成,腹腔镜所采用的切口对神经、肌肉的损伤要远远小于开放性手术,而治疗效果上与开放性手术并无区别,因此腹腔镜手术更普遍地应用将会更好地解决肾癌手术切口的相关问题。

发生萎缩,收缩力降低,张力减弱,那么手术一侧的腹壁肌肉对内脏的限制作用就会明显低于健康的另一侧。其结果就是,很多患者所发现的两侧腰部不一般高了,手术侧明显突出,像生了个包块一样。这往往令很多患者发生恐慌,甚至怀疑肿瘤的复发。应该讲这是术后早期最常见的一个现象,只不过有的患者很突出,而有些患者并不明显,但肌肉与神经的损伤是一样的,也是目前的技术所不可避免的。随着时间的推移,神经与肌肉的修复也逐渐发生,这种现象可能好转,但长期不缓解的可能性也非常大。这种术后神经肌肉损伤虽然并不会影响患者的正常生活,但也是临床工作需要研究解决的一个重要问题。

84 **肾癌的治疗还有哪些新的进展?**

过去,免疫治疗通过注射细胞因子、免疫细胞体外拔苗助长的方式增强患者的免疫能力。然而后来的研究发现,肿瘤细胞具有"免疫逃逸"能力,使疗效

大打折扣。最近,我们已经找到了肿瘤"免疫逃逸"的"检查点"抑制剂(即 PD-1、PD-L1 抑制剂),以这类药物为基础的免疫抑制治疗,也在各种临床试验中取得很好的成果,例如膀胱癌、肺癌等,展示了很好的前景。免疫检查点抗体在一定程度上克服了传统单克隆抗体治疗的癌症类型过于单一的缺陷,抗肿瘤谱更加广泛,治疗效果也较放化疗具有明显优势。如何在整体层面上增强癌症杀伤力的同时,最大限度地减弱其副作用,是一个重大挑战。此外,不同患者针对治疗产生巨大免疫应答差异背后的分子机制,也是临床医生和基础研究人员共同面对的现实问题。相信未来这些抑制剂会给晚期肾癌患者带来更多的希望。

85 肾癌治疗中 MDT 的价值?

肾癌是泌尿系统的常见肿瘤,早期以手术治疗为主,但是发展成局部进展期肾癌、转移性肾癌时,需要内科、外科以及其他科室的参与,这就是我们所说的多学科综合治疗(MDT)。MDT 是多个相关学科的医生组成相对固定的专家组,针对某种疾病进行定期定时的临床讨论会,从而提出最佳诊疗意见的临床治疗模式,是个体综合治疗与多学科协作模式的综合治疗。MDT 是肿瘤治疗的主流模式,改变医者的思维模式,影响患者的治疗决策。MDT 治疗是因地制宜,不局限于形式,更重要的是思维。

86 晚期肾癌接受靶向治疗,为什么会一直消瘦?

首先是因为肿瘤在体内一直对机体有消耗作用,肿瘤细胞"偷"走了人体的部分营养。

其次,靶向治疗之后一部分患者会出现腹泻的副作用,影响食物的养分吸收。

还有,很重要的一点是:由于得了肿瘤,患者会听从其家属或其他病友的宣传,限制自己的饮食,对很多食物进行忌口。

所以,我们的建议是:如果有腹泻,应该积极治疗腹泻,在不腹泻的情况下应当尽量多吃富含营养的食物,包括鸡、鸡蛋、鱼、虾、牛肉等,任何有营养的食

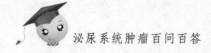

物都要吃,当然肾功能不好的患者应该控制蛋白质的摄入,但并不是不吃,而是要适量吃。同时,平时锻炼身体也是非常有益的,可以改善患者的整体代谢情况,促进消化,改善睡眠质量。

87 肾癌骨转移应如何治疗?

肾癌骨转移多伴有内脏转移,预后差,宜应采用以内科为主的综合治疗,骨转移最有效的治疗是手术切除转移灶。对可切除的原发病灶或已被切除原发病灶伴单一骨转移病变(不合并其他转移病灶)的患者,应进行积极的外科治疗。骨转移伴有承重骨骨折风险的患者,应进行预防性内固定,避免骨折。已出现病理性骨折或脊髓的压迫症状符合下列 3 个条件者, 应首先选择骨科手术治疗:①预计患者存活期>3 个月;②体能状态良好;③术后能改善患者的生存质量,有助于接受放、化疗和护理。

88 如何对肾癌患者进行心理调整?

正确及时的治疗和调整肾癌患者的心理障碍, 对于肾癌治疗与康复是至关重要的。在心理治疗中,他人的关心、鼓励、帮助是一个方面,更为重要的是患者自我心理的调节,要勇于面对现实,树立坚定的抗病信念,采取积极向上、乐观的生活态度。家人们则要帮助患者认识到:患了肾癌,只不过是人生道路上的一个"槛",你这么多"槛"都过来了,这又算什么呢?权且算作是对你的一种人生"考验"吧!这样就帮助他正确了解抗肾癌的知识,积极主动地与医务人员配合;而医生、家属也要鼓励他们,使他们逐步走出心理阴影。

一般说来,患肾癌的人大多文化层次比较高,大多有一定的社会地位和相当的文化水平,见多识广(医护人员中肾癌比例也明显偏高);因此,患了肾癌后,他们常有以下认知误区:

(1)极度恐惧。

对于文化层次较高的肾癌患者来说,要想欺瞒他,常是不太可能的,他们通常在第一时间就知道了实情。因此,恐惧绝望,甚至拒绝治疗,或延误治疗,而使病情恶化;或在极度恐惧的心境中接受手术,后果可想而知。故纠正认知上的偏差,常是第一位紧要之事,它将大大有利于肾癌的治疗与康复。

其实,要破解这一认知障碍并不困难。第一,可明白无误地告诉患者,肾癌恶性程度不高,积极治疗,90%以上可康复,甚至不影响生存和寿命。这类患者都会自己拼命去查询相关资料,医师以肯定的口吻告诉他,无非是再给他一颗定心丸。同时,这类患者常很理性,因此,作为第二个环节,我们常用的做法就是,请同样文化层次的康复了的肾癌患者做示范。当然,后者通常是在不刻意安排情景下(比如说"圆桌诊疗"中)进行的。

(2)过分大意,不在乎。

这在部分对本病有一定了解的男性患者(包括医师)中比较多见,总认为肾癌不难控制,手术完了,做些免疫疗法,就大功告成了。然而,本病转移到肺、骨的概率还是比较高的,且一旦转移后,控制就很困难。因此,这一错误认知也必须加以纠正。

(3)自我封闭,忽视心理与社会康复。

不少患者由于原本比较成功或有相当的地位,患了肾癌,失落太大,以致消极低沉,对肾癌不能正确对待,甚至自我封闭,厌世逃避,这是肾癌康复中的大忌,必须予以疏导纠正。

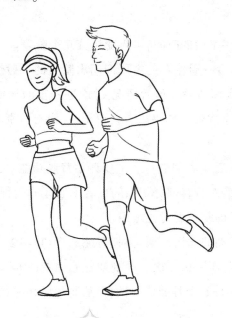

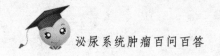

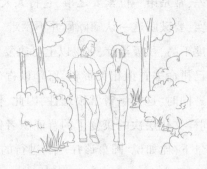

康复疑问

89 定期复查和随访的意义？

肾癌患者手术后一定要定期复查。一方面是针对肾肿瘤的随诊,其主要目的是检查是否有复发、转移和新生的肿瘤;另一方面则是针对术后肾功能保护和检查,由于大多肾癌手术后患者仅剩下一个肾脏,因此要对这个肾脏更加关注,出现问题及时发现和治疗。如果没有规律的随访,那么复发转移、术后并发症以及用药副作用等都将影响患者今后生存质量。

90 如何进行随访？

按照肾癌患者手术后的时间,可将随访分几个阶段:

第一阶段,为术后一周左右。主要询问出院后的一般情况,检查伤口的愈合情况,告知术后病理结果及预后情况,讨论进一步的辅助治疗,对医保患者需要办大病医保。本次随访如果患者伤口干燥,没有特别不适,可以由家属代为就诊。

第二阶段,在术后4~6周进行。主要评估肾脏功能、失血后的恢复状况以及有无手术并发症。对行肾部分切除的患者术后4~6周行肾CT扫描,了解肾脏形态变化,为今后的复查做对比之用。

第三阶段,为长期的随访计划。早期肾癌患者(T1~T2),每3~6个月随访一次,连续3年,以后每年随访一次。中晚期肾癌患者(T3~T4),每3个月随访一次连续2年,第3年每6个月随访一次,以后每年随访一次。晚期肾癌行靶向治疗后的随访,每 4~6 周随访一次,每 6~8 周行 CT 扫描。

91 肾癌如何避免治疗后的复发?

易复发是肾癌的一大特点。国外有研究显示,20%~40%的局限性肾癌患者手术后还会复发转移。一旦出现复发或转移,患者预后较差,5 年生存率不到 10%。肾癌患者术后是否复发取决于多种因素,包括临床病理分期、组织类型、肿瘤细胞分化程度、患者的全身状态、治疗计划是否合理等。此外,机体免疫力低下也是复发的原因。

92 肾癌患者的康复指导?

系统、合理、完整的治疗,是肾癌康复的关键。还应注意:① 合理调整饮食,以营养丰富又清淡、低糖、低盐饮食为主;② 调节好患者的精神情志,保持乐观的人生观;③ 细心关注身体变化,发现异常,立即到医院诊治;④ 肾癌患者进入康复期应重视定期复查。

93 肾癌的日常家庭护理应注意什么?

(1)家属是好助手。发挥家庭的支持和辅助作用,营造一个良好的治疗、休养气氛和环境,对患者的康复十分重要。家属在患者的治疗与康复中,一般都要承担大量的生活照料和护理工作。患者的体温、体重、衣服尺寸、大小便、食欲、情绪的变化,家属都能直接观察到。这些情况对于医生决定及调整治疗方案很有参考价值。因此说家属是医生的好助手和好参谋一点儿都不过分。

(2)动静结合。起居有常,生活有节。养成良好的生活习惯,合理安排睡眠、工作、学习、活动、娱乐及进餐等,"拨准"自己的生物钟。尽可能让患者起床活动,生活自理或部分自理,防止过早卧床不起。但又要注意避免过度疲劳,过度运动。预防受凉感冒等。

(3)饮食护理。肿瘤患者营养消耗很大,肿瘤的治疗手段又加重了患者已有的营养障碍。因此,务必使患者明白,营养调理也是肿瘤治疗的重要组成部分。对于食欲缺乏、胃口差、食量少的患者,首先在饮食上尽量做到色、香、味、形俱佳,少量多餐,避免盲目忌口。可在医生指导下服用一些助消化药物。有腹胀的,应注意调整饮食结构,避免进食不易消化和产气食物。同时注意口腔卫生,定期用淡盐水或漱口液漱口,避免烟、酒及辛辣、油煎等刺激性食物。

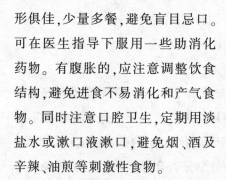

癌症患者的饮食原则

肾癌患者的特殊饮食原则为适量蛋白质摄取。蛋白质摄取量以每天每千克体重 0.6 克为宜。控制蛋白质的同时,需配合足够热量的摄取,以维持理想体重为原则。每天建议摄取的蛋白质量,其中 50%~75%需来自动物性蛋白质,如鸡、鸭、鱼、肉类、鸡蛋、牛奶。其余的蛋白质由米、面、蔬菜、水果供给。

(4)疼痛的护理。使用药物镇痛是目前治疗癌痛的主要手段。但患者除有躯体上的痛苦外,还可能因为精神过度紧张和情绪焦虑而加重疼痛,所以心理护理也可缓解患者的疼痛。如一旦疼痛发作,亲朋家属来到患者面前会给患者带来精神上的安慰。患者情绪的稳定,良好的心境,可增强对疼痛的耐受性。另外,分散注意力也可有效地减轻疼痛的知觉。其次,保持环境的安静,减轻不良刺激,可减少镇痛剂用量和延长用药间隔。

(5)定期复查。肾癌即使有效治疗后病情得到控制和缓解也不等于痊愈。患者及其家属仍需时时保持警惕,定期复查,积极配合医疗随访,以尽早发异常情况及时处理。

94 肾癌患者可以进行哪些简单的体育锻炼?

有研究发现,运动不仅有助于预防肾癌,还可以促进肾癌患者的恢复进度,提升其健康和生存质量。综合 3000 多名癌症患者的 34 项临床试验的研究发现,相较于没有做运动的癌症患者,做运动(有氧运动、阻力训练或肌肉训练)的患者,在血糖水平、体重控制、身体功能、情绪、生存质量等方面,都有明显改善。此外,体育锻炼还可以改善患者的心情,调解心理压力,消除精神烦恼和忧郁,增进心理健康。尽量隔天进行至少半个小时的锻炼。主要的运动类型有三种:柔韧性训练、有氧运动和力量训练。根据个人的情况制订合适的计划,强度不要过大,像做健身操、打太极拳都是不错的选择。而多走走路、散散步是最简单也最适合大部分人的方式。总的原则是:运动可以从少量和温和的类型开始,循序渐进。更重要的是,持之以恒的体育锻炼能增强体质,提高人体的抵抗能力,更好地预防各种疾病。

95 肾癌患者的社会及家庭配合?

对于肾癌患者来说,社会各界的认可、接纳、支持和帮助是非常必要的,它可促使肾癌患者逐步走出心理阴影,融入社会的大家庭。而家庭的关爱、护理、理解同样是肾癌患者康复的关键。社会与家庭的配合,使他们会感到生活充实,人生更有意义,才能有助于治疗,有助于康复。此外,要强调的是,肾癌患者大多有一定社会层次,再加上本病常康复得很好,身体上没有太大的残障,因此,一旦基本康复,只要年龄和身体状态允许,应积极鼓励他们回归社会,参加力所能及的社会工作。这对患者的心理和社会康复来说,是至关重要的。

96 肾癌患者对性生活的担忧有必要吗?

身患癌症的患者体力下降,情绪低落,自然会暂时降低对性生活的兴趣和要求。在治疗期间,手术或放疗、化疗均可产生疲劳和各种副作用,患者体弱,精力不足,暂时不宜进行性生活。当病情稳定,在康复过程中,体力逐渐

温馨提示

肿瘤康复期患者有适当的性生活不仅对身体无害,还可振奋精神重新鼓起生活的勇气,对患者的治疗、康复等都有积极的促进作用。夫妻保持正常的性生活,可使患者对生活充满热爱,从而延长患者的生命。

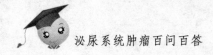

恢复,这时有恢复性生活的要求是合乎情理的。然而,患者往往有各种各样的顾虑,比如癌症会不会因性生活而传染给对方,会不会因性生活影响体质而使癌症复发。实际上,这些顾虑是不必要的,癌症不会因性生活而传染,也不会因性生活而复发。但是,必须适度。祖国医学及养生学常提出要"清心寡欲",中医也主张患者要节制性生活,为的是让患者养精蓄锐,战胜疾病。所谓适度,就是当性行为结束后,自己并不感到疲劳和精疲力竭,如果性生活第二天出现头昏脑涨、腰酸腿软、精力不佳等不适现象,那就得加以节制。这个问题对不同年龄和性别的患者也各不相同,要根据具体情况而定,可向医生询问,以达到性生活的美满和感情的和谐。

97 进行肾全切的患者会担忧,切掉一个肾脏后,仅剩一个肾是否会对生活有影响?

正常情况下,只有一个肾脏就可以完全像正常人一样生活了。因此,如果对侧肾脏是完好的, 那么, 一侧肾脏进行了根治手术并不影响患者将来的生活。但是,相对而言,孤立肾脏患者的医疗风险更高。如果仅剩的一个肾出现了结石,堵塞了尿路,就非常危险。另外,如果患者存在糖尿病、高血压等对肾功能有影响的疾病, 仅有的一个肾出现肾功能不全或其他心脑血管疾病的风险就会高很多。因此,原则上讲,对于一个肾肿瘤的患者,如果疾病处于早期,且肿瘤的大小、位置合适的前提下,建议患者进行肾脏保留手术。

98 肾癌靶向治疗的副作用及应对措施?

肾癌患者使用靶向治疗药物后,可能出现几方面的副作用:一是手足综合征,手脚的皮肤干燥脱皮。另外有一些患者出现高血压,还有腹泻,皮疹等等。少数患者在不耐受的情况下出现三四级的副反应, 可以停一段时间药或者是减量,等到副反应恢复以后再去加量或者再去用药治疗。

(1)手足综合征:是舒尼替尼用药剂量调整最常见的原因,在第一个疗程即可出现,但更常见于多个疗程后。患者手掌和足底会呈现红斑区域,通常是双侧的,红斑部位皮肤剥脱和疼痛,导致正常活动和行走障碍,区域性皮肤过度角化,尤其是足底部,可伴结茧,在我国十分常见。如果症状较轻,可涂抹保湿剂、注意防护,穿软底鞋避免按压,并适当做一些足部护理;如果症状明显需要咨询皮肤科医生,症状较重需要与主治医师讨论减药甚至停药事宜。

(2)血细胞下降:使用靶向药物后,患者可出现中性粒细胞减少以及血小板减少,在第一个治疗周期即可发生,建议早期发现、早期干预,症状可在治疗期间缓解。用药期间需要每周做一次血常规检查,症状较轻的可以使用升血细胞与血小板药物,症状较重[中性粒细胞$(0.5\sim1.0)\times10^9$/L、血小板$(25\sim50)\times10^9$/L]需要减药或停药。

(3)全身乏力:乏力是靶向药物治疗时最常见的不良反应,通常出现在治疗后2~3周,3~4周后可加重,在用药间隔期可消失,重新用药又会再次出现。患者在治疗期间要调整生活方式,也需要排查发生乏力是否存在其他原因。中轻度乏力只需适当休息即可,如果达到重度,明显妨碍生活甚至危害生命,需要减药或停药。

(4)胃肠道反应:腹泻及消化道不适,包括味觉改变、口干、恶心、呕吐和消化不良、厌食等,也是靶向药物治疗后常见的不良反应,通常不需要减低剂量或中断治疗,平时注意调整饮食,合理排便,给予合适的对症药物即可控制并逆转。但如果腹泻呕吐明显影响日常生活,需要考虑停药并采取静脉补液。

(5)口腔症状:服药后部分患者会出现口腔感觉异常、味觉改变、口干和口腔炎,继而出现口腔溃疡和疼痛。这类副反应可在用药间隔期缓解,但在下一个周期再发作。患者平时需要注意口腔保健,保持清洁,少吃刺激性的食物。

(6)血压升高:服用靶向药物可能导致血压升高,可出现在任何时间,多见于治疗后3~4周。在治疗期间,患者每天需自测血压〔正常值140/90mmHg(1mmHg=0.133kPa)〕,出现异常时需及时向主治医师报告。患者也可以选择心内科就诊,适当服用降压药物。

99 **肾功能不全的晚期肾癌患者是否可以接受靶向治疗?**

目前,已上市的靶向药物对于患者的肾功能没有明确的要求,对于肾功能不全的患者也有较好的耐受性,可长期应用。

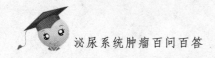

100 **靶向治疗的毒副反应是否可以缓解或恢复正常?**

可以的,靶向药物的毒副反应是可逆的。靶向治疗药物常会存在一些毒副反应,每个人、每种药都不会完全相同,但这些反应在服药一段时间后有减轻的可能。如毒副反应较重,常可通过药物减量或停药改善。在停药后,毒副反应会逐渐缓解至消失。

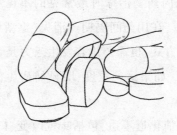

膀胱癌

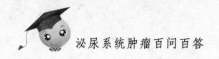
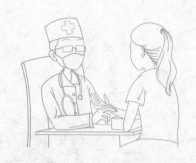

基础疑问

1 什么是膀胱癌？

膀胱癌是指源于膀胱黏膜上皮的恶性肿瘤。是泌尿系统最常见的恶性肿瘤，也是全身十大常见肿瘤之一。膀胱癌占我国泌尿生殖系统肿瘤发病率的第一位，而在西方其发病率仅次于前列腺癌，居第 2 位。2012 年全国肿瘤登记地区膀胱癌的发病率为 6.61/10 万，居恶性肿瘤发病率的第 9 位。膀胱癌可发生于任何年龄，甚至于儿童。其发病率随年龄增长而增加，高发年龄为 50~70 岁。男性膀胱癌发病率为女性的 3~4 倍。既往将膀胱黏膜上皮称为移行细胞，1998 年 WHO 与国际泌尿病理学会联合建议用尿路上皮一词代替

> **温馨提示**
>
> 膀胱癌中最常见的是膀胱尿路上皮癌，约占膀胱癌患者总数的 90% 以上。通常所说的膀胱癌就是指膀胱尿路上皮癌，既往被称为"膀胱移行细胞癌"。

移行细胞一词，以区别于在鼻腔以及卵巢内的移行上皮，使尿路上皮成为尿路系统的专有名词。在 2004 年 WHO《泌尿系统及男性生殖器官肿瘤病理学和遗传学》中，尿路系统肿瘤组织学分类的膀胱癌病理类型包括：膀胱尿路上皮癌、膀胱鳞状细胞癌、膀胱腺癌，其他还有罕见的膀胱透明细胞癌、膀胱小细胞癌、膀胱类癌。

2 膀胱的解剖和形态是怎样的?

膀胱是储存尿液的肌性囊状器官,其形状、大小和位置均随尿液充盈度而变化,膀胱空虚时位于小骨盆腔内,膀胱尖不超过耻骨联合上缘;膀胱充盈时,可超过耻骨联合以上。儿童膀胱位置高于成人,新生儿膀胱大部分位于腹腔内,随年龄增长位置逐渐下降。其容量成人为 300~500mL,最大容量可达 800mL。

膀胱空虚时呈三棱锥形。膀胱由以下几部分构成:①膀胱尖,朝向前上方;②膀胱底,呈三角形,朝向后下方;③膀胱体,位于尖与底之间;④膀胱颈,在膀胱下部,男性与前列腺相连,女性与尿生殖膈相连,内有尿道内口;⑤膀胱三角,位于膀胱底部,两侧输尿管口与尿道内口之间的区域,此处由于缺少黏膜下层,无论膀胱处于空虚或充盈时均无黏膜皱襞,是膀胱结核和肿瘤的好发部位;⑥输尿管间襞,两输尿管口之间的横行皱襞,黏膜深面有横行的平滑肌束,是膀胱镜检时寻找输尿管口的标志;⑦膀胱垂,见于成年男性,膀胱三角前下部,尿道内口后方,因前列腺中叶形成微凸的纵行隆起。

3 膀胱的主要生理功能有什么?

膀胱的主要生理功能是贮存尿液和排出尿液。

4 膀胱癌的发生与哪些因素有关?

(1)长期接触芳香族类物质的工种,如染料、皮革、橡胶、油漆工等,膀胱肿瘤的发病率增高。

(2)吸烟也是一种增加膀胱肿瘤发病率的原因。

(3)体内色氨酸代谢异常。色氨酸的异常代谢可产生一些代谢产物,这些代谢产物经过肝脏代谢后排入膀胱,具有致癌作用。

(4)膀胱黏膜局部长期遭受刺激,如长期慢性感染、膀胱结石的长期刺激以及尿路梗阻,可能是诱发肿瘤的因素。而腺性膀胱炎、黏膜白斑被认为是癌前病变。

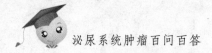

(5)大量服用非那西汀亦可致膀胱癌。

(6)寄生虫病,在严重埃及血吸虫患者中,膀胱癌的发病率相当高。

(7)膀胱癌的发生还跟种族和环境因素有关。

由以上内容可知,膀胱癌跟病毒和化学物质有很大的关系,因此在平时大家要注意从病因上去预防膀胱癌。

5 患膀胱癌的人多吗?

从世界范围来说,膀胱癌发病率居恶性肿瘤的第 11 位,在男性排名为第 7 位,女性排名在第 10 位之后。在我国,平均每 10 万男性中约有 11.41 位膀胱癌患者,居男性全身恶性肿瘤的第 7 位;每 10 万女性中约有 3.51 位膀胱癌患者,排在女性全身恶性肿瘤的第 7 位之后。

6 哪些人容易患膀胱癌?

膀胱癌可发生在任何年龄,甚至于儿童。但是主要发病年龄在中年以后,并且其发病率随年龄增长而增加。膀胱癌大多数发生在 50~70 岁的人群,男性多于女性,是女性的 3.3 倍左右;城市地区发病率高于农村,城市人口的发病率大概是农村人口的 2.4 倍。

7 膀胱癌分为哪几种病理类型?

膀胱癌包括尿路上皮细胞癌、鳞状细胞癌和腺细胞癌,其次还有较少见的转移性癌、小细胞癌和癌肉瘤等。其中,膀胱尿路上皮癌最为常见,占膀胱癌的 90%以上。膀胱鳞状细胞癌比较少见,占膀胱癌的 3%~7%。膀胱腺癌更为少见,占膀胱癌的比例<2%,膀胱腺癌是膀胱外翻患者最常见的癌。按照癌细胞恶性程度的高低,病理医生可以给以高分化或低分化的评分。

8 怎样判断膀胱癌的临床分期?

膀胱癌的分期指肿瘤浸润膀胱壁深度及转移情况,是判断膀胱肿瘤预后最有价值的参数。目前普遍采用 TNM 分期法,分为非肌层浸润性膀胱癌

(Tis,Ta,T1)和肌层浸润性膀胱癌(T2 以上)。原位癌虽然也属于非肌层浸润性膀胱癌,但一般分化差,属于高度恶性的肿瘤,向肌层浸润性进展的概率要高得多。

9 避免哪些不良的生活习惯可以降低膀胱癌发生风险?

(1)膀胱癌患者需要养成良好的生活习惯,戒烟限酒。世界卫生组织预言,如果人们都不再吸烟,5 年之后,世界上的癌症将减少 1/3。烟和酒均为酸性物质,长期吸烟喝酒的人,极易导致酸性体质。戒烟限酒是膀胱癌的预防方式之一。

(2)预防膀胱癌,不要过多地吃咸而辣的食物,不吃过热、过冷、过期及变质的食物;年老体弱或有某种疾病遗传基因者,酌情吃一些防癌食品和含碱量高的碱性食品。

(3)要有良好的心态应对压力,劳逸结合,不要过度疲劳。压力是膀胱癌的重要诱因。中医认为,压力可导致过劳体虚从而引起免疫功能下降、内分泌失调,体内代谢紊乱,导致体内酸性物质的沉积;压力也可导致精神紧张,引起气滞血瘀、毒火内陷等。

10 超重和肥胖对膀胱癌到底有多大影响?

肥胖的人因免疫力、内分泌、代谢等方面的变化,对癌症的抵抗力相对下降,容易被癌症击中。一项新的研究认为,对男性和女性来说,保持正常的体重可减少癌症的发生率,而超重则会增加患癌的危险。以往人们还认为肥胖对女性更危险。

11 吸烟能否增加患膀胱癌的风险?

研究表明,吸烟是膀胱癌发生的罪魁祸首之一! 我们的临床经验以及国内外的文献报道强烈提示,吸烟是膀胱癌发生的重要危险因素。

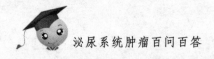

吸烟是膀胱癌发生的重要危险因素

● 无论正在吸烟者,还是已戒烟者、被动吸烟者,他们与未吸烟者相比,膀胱癌危险性分别增加 1.89 倍、1.38 倍和 1.88 倍。
● 如果吸烟者平均每天吸烟超过 18 支,则膀胱癌发生的风险明显增加。
● 不论你从几岁开始吸烟,都会增加膀胱癌的发病机会。
● 对于吸烟者来说,烟龄>40 年的个体发生膀胱癌的危险性最高,而烟龄≤20 年的个体发生膀胱癌的风险较小。

因此,无论你是否年轻,只要吸烟都可能使你自己、家人和其他人患上膀胱癌!少吸烟甚至不被动吸烟是预防膀胱癌发生非常重要的手段之一!老烟民尽快戒烟,膀胱癌的发病可能性就会明显降低!

12 突然出现尿痛就是膀胱癌吗?

尿痛有多种原因引起,不一定是膀胱癌。膀胱癌的主要症状是:

(1)血尿。无痛性肉眼血尿是最常见的症状,有 70% 以上的患者可以出现,其中 17% 血尿严重,但也有 15% 可能开始仅有镜下血尿。血尿多为全程,间歇性发作,也可表现为初始血尿或终末血尿,部分患者可排出血块或腐肉样组织。血尿持续的时间和出血量与肿瘤恶性程度、分期、大小、数目、范围、形态有一定关系,但不一定成正比。原位癌常表现为镜下血尿,膀胱脐尿管癌血尿可以不明显。非尿路上皮来源的膀胱肿瘤如果病变没有穿透膀胱黏膜,可以没有血尿。

(2)膀胱刺激症状。尿频、尿急、尿痛,约占 10%,与广泛分布的原位癌和浸润性膀胱癌有

温馨提示

肿瘤较大时,采用阴道或直肠双合触诊可扪及包块,但该方法不够精确,加上双合触诊未必能检查到膀胱所有部位,松弛不佳的腹壁更是难以检查清楚,近年随着影像学的进步,此项检查已少用。

关,尤其病变位于膀胱三角区时。故长期不能痊愈的"膀胱炎"应警惕膀胱癌可能,尤其是原位癌。

(3)尿流梗阻症状。肿瘤较大、膀胱颈部位的肿瘤及血块堵塞均可引起排尿不畅甚至尿潴留。肿瘤浸润输尿管口可引起上尿路梗阻,出现腰痛、肾积水和肾功能损害。

(4)晚期肿瘤表现。晚期肿瘤侵犯膀胱周围组织、器官或有盆腔淋巴结转移时导致膀胱区疼痛、尿道阴道瘘、下肢水肿等相应症状,远处转移时也可出现转移器官功能受损、骨痛及恶病质等表现。

13 怎样尽早发现膀胱癌?

膀胱癌首要的表现一般都是因为肿瘤破溃产生无痛性肉眼血尿,所以发现血尿及时就诊,尤其是年龄在 40 岁以上的成年人,出现无痛性血尿,都应想到泌尿系肿瘤的可能。如果是膀胱癌,大部分是处于分化良好或中等分化的早期膀胱癌,治疗效果较好。

患者贻误治疗膀胱癌的主要原因,可能是由于血尿呈间歇性表现。有的患者仅有一次或者两次血尿,有的时候甚至隔几个月才出现第二次血尿,当血尿停止时容易被忽视,等到经常血尿的时候才到医院就诊;有的患者只表现为镜下血尿,因为不伴有其他症状而不被重视,往往直至出现肉眼血尿时才就医。

14 憋尿会增加膀胱癌的风险吗?

多喝水是降低膀胱癌风险的方法之一。但在我国,由于中国公共场所不健全,女性普遍会遭遇如厕难的问题,部分女性因怕排长队上厕所,宁愿憋尿,长此以往多喝水反而会增加膀胱癌的风险。因此城市管理者在规划设计厕所的时候一定要多考虑女性的特殊性,男女厕位的比例应该要尽量向女性倾斜,更方便女性上厕所。

15 如何预防膀胱癌的发生?

膀胱癌目前还没有有效的预防措施,但是仍有一些注意事项。吸烟是膀胱

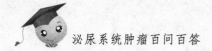

癌发生最肯定的危险因素,所以戒烟是最有效的预防方法;而且,戒烟对预防膀胱癌的复发和进展也有重要的作用。其次,避免接触化学有害物质,加强该类职业工作者的防护工作,对于膀胱癌的发生也有预防作用。

16 膀胱癌是否会传染?

膀胱癌不会出现传染无论是与家人一起生活,还是与亲戚朋友进餐,都不会出现传染。

17 腺性膀胱炎会恶变吗?

腺性膀胱炎是一种比较少见的非肿瘤性炎性病变,是一种上皮增生与化生同时存在的病变。其过程为上皮增生凹入成 Brunn 巢,其内出现裂隙,形成分支状、环状管腔,中心出现腺性化生形成腺体结构,与此时同时存在淋巴细胞和浆细胞的浸润,故称之为腺性膀胱炎。其具有特殊的病理发展过程和临床发病特点。腺性膀胱炎的病因目前仍不清楚,可能与膀胱慢性炎症、结石、梗阻、神经源性膀胱、膀胱外翻等疾病有关。在膀胱三角区、膀胱颈部及输尿管口周围等位置较易发生,根据膀胱镜下病变形态将腺性膀胱炎分为乳头状瘤样型、滤泡状或绒毛状水肿型、慢性炎性反应型和黏膜无显著改变型 4 种类型。

目前,大多数学者认为,腺性膀胱炎就其本身而言是一种良性病变,但存在恶变可能,被视为一种癌前病变。临床上腺性膀胱炎发展为腺癌最常见。腺性膀胱炎患者如果出现腺瘤样增生病变,应高度怀疑恶变可能,腺性膀胱炎伴非典型增生和细胞结构紊乱是癌变的征兆。

18 哪些人容易患上膀胱癌?

膀胱癌可发生在任何年龄,甚至于儿童。但是主要发病年龄在中年以后,并且其发病率随年龄增长而增加。膀胱癌大多数发生在 50~70 岁的人群,男性多于女性,是女性的 3.3 倍;城市地区发病率高于农村,城市人口的发病率大概是农村人口的 2.4 倍。

19 患膀胱癌是否需要第一时间告诉患者？

目前国家法律规定患者有最基本的知情权，即使是最亲的家属也不能代替患者知情的权利，如果确诊膀胱癌，临床上是需要及时告知患者的。但是站在患者的角度，膀胱癌患者持"装糊涂"的乐观向上情绪更有利于病情的治疗，良好的心情可以很好地提高免疫力。

20 患膀胱癌后一般会出现哪些症状？

(1)绝大多数膀胱癌患者都会出现小便带血的症状。

(2)当肿瘤坏死或者合并有炎症时，患者可能会出现尿频、尿急、尿痛、排尿困难等症状。

(3)有些患者还可能出现下腹部肿块、疼痛、肾积水、贫血、水肿、体重下降以及衰弱等。

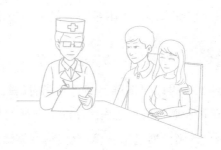

诊断疑问

21 该如何判断有没有得膀胱癌呢？

成年人尤其是 40 岁以上人群，出现肉眼就能看见的小便带血并且没有疼痛感，特别是在整个排尿过程中都有小便带血的患者，应想到泌尿系统肿瘤的可能，甚至应该首先考虑膀胱肿瘤。进一步检查时，采用尿常规、超声、X 线、CT、磁共振、膀胱镜等检查有助于判断是否患上了膀胱癌。

22 尿血了，是不是得膀胱癌了？

血尿顾名思义就是尿中有血，分为肉眼血尿和镜下血尿。肉眼血尿就是我

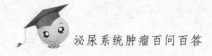

们发现所排出尿液颜色发红，每1000mL尿中含1mL以上血液就表现为肉眼血尿，肉眼血尿几乎都有泌尿系统疾病。而肉眼尿液颜色正常，显微镜下离心尿中每高倍视野红细胞数大于或等于3个时叫作镜下血尿，镜下血尿有时不能明确病因，需定期随诊，以防耽误病情。膀胱癌一般会有血尿症状，但是血尿并不一定是有膀胱癌。血尿伴肾绞痛应考虑上尿路结石或血块等导致梗阻所致；血尿伴一侧腹部肿块多为肾肿瘤、积水、肾囊肿、下垂；血尿伴尿频、尿急、尿痛多为泌尿系感染；无痛性血尿，则应警惕泌尿系肿瘤；血尿伴排尿困难，有可能为前列腺增生症或膀胱尿道结石。

> **血尿的病因**
>
> 形成血尿的病因很多，有泌尿系结石、炎症（包括感染及急、慢性肾炎）、肿瘤、外伤、畸形、异物、前列腺增生、胡桃夹综合征、糖尿病、血友病及白血病等。

23 如何才能早期发现膀胱癌？

膀胱癌得以早期确诊与否对患者的预后至关重要。那么怎样才能早期发现和确诊膀胱癌呢？应该循序渐进遵循四条口诀，即：排尿异常应警惕，肿瘤初筛尿分析，确诊通过膀胱镜，全面估价靠影像。

（1）排尿异常应警惕。膀胱癌最常见的症状是没有任何感觉的、肉眼可以看到的血尿。它是膀胱癌独特的"排尿异常信号"，几乎每个患者都会出现，约85%的患者是因为出现血尿而就诊。血尿往往是无痛性、间歇性的，能自行减轻或停止，极易造成疾病已痊愈的错觉。另外有少部分患者出现"膀胱炎"样排尿次数增多、尿急和尿痛症状，因此对服用抗生素无效、长期无法治愈的"膀胱炎"应该警惕是否有膀胱癌的可能。

（2）肿瘤初筛尿分析。少数膀胱癌患者可以没有肉眼血尿而仅仅表现为显微镜下检查尿液时发现红细胞超标即镜下血尿。正常人每年的1~2次全身体检时，应重视非常简单的尿液常规检查，其对早期发现膀胱癌是有价值的。膀胱癌绝大多数发生在膀胱黏膜上皮,尿中容易混有肿瘤细胞,显微镜下进行尿液脱落细胞检查对初步筛选血尿患者是一种简便、无创、经济的方法。

(3)确诊通过膀胱镜。当患者出现了排尿异常信号,特别是无痛性肉眼血尿,或反复发现镜下血尿,应该接受膀胱镜检查。膀胱镜检查是手术前唯一可以确诊膀胱癌的手段。将膀胱镜顺着尿道插入膀胱内,观察整个膀胱,同时观察尿道,直接看到肿瘤部位、大小、数目、浸润程度等。如果同时取活组织病理检查,可以明确肿瘤的性质。

(4)全面估价靠影像。整个尿路从肾盏、肾盂、输尿管、膀胱直至尿道均为尿路上皮覆盖,而尿路上皮肿瘤可为多发性。因此,如果已经明确患者患有膀胱癌,给患者进行静脉尿路造影检查是必要的。通过在静脉内注射造影剂而显示肾盏、肾盂、输尿管从而明确或排除是否有可疑肿瘤。另外,超声波和CT检查还有助于评估膀胱癌的浸润范围和深度、有无周围淋巴结侵犯等。必要的影像学检查对全面估价病情、决定治疗方案是很重要的。

24 怀疑膀胱癌的话,需要做哪些检查来诊断?

(1)膀胱镜检。膀胱镜检查是诊断膀胱癌最重要而不可或缺的方法。所有怀疑膀胱癌的患者都应行膀胱镜检查,必要时行膀胱镜下活检。

(2)超声检查。在行膀胱镜检查前,行经腹超声检查,初步了解泌尿系统的状况,作为膀胱癌的最初筛选。膀胱镜检查时经尿道超声扫描可以清晰地显示肿瘤及膀胱壁浸润情况。

(3)静脉肾盂造影(IVP)。由于移行上皮癌具有容易种植及多中心发病的特性,膀胱癌患者应了解上尿路有无异常。因此IVP不但能了解双侧肾功能,还能发现上尿路并发的肿瘤。

(4)膀胱造影。肿瘤较大时,可显示肿瘤引起的充盈缺损,并了解膀胱的容量,在肿瘤很大、膀胱镜难以窥其全貌时有助于诊断。而肿瘤较小时,膀胱造影常显示不清。

(5)CT检查。CT检查用于膀胱癌的诊断与分期,了解肿瘤浸润膀胱壁的深度,以及盆腔和腹膜后淋巴结、肝等有无转移。

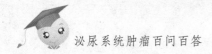

(6)磁共振成像(MRI)检查。MRI 并不比 CT 有更强的优越性,但在显示肿瘤对膀胱壁浸润深度、盆腔脏器与肿瘤的关系、膀胱癌引起上尿路积水等方面有一定的优势。

(7)尿脱落细胞学。膀胱癌患者的尿中容易找到脱落的癌细胞,方法简便,可作为血尿患者的初步筛选。

25 **医生说我膀胱长肿瘤了,为什么已经做了 B 超,还让我做 CT 或者 MRI 检查?**

在膀胱癌的诊断中,B 超是最简便也是最常用的检查,能发现大部分膀胱肿瘤。但是,CT 或 MRI 对于肿瘤基底宽度、浸润深度、有无外侵、周围淋巴结有无增大等方面的诊断要优于 B 超,所以,B 超并不能替代 CT 或 MRI 检查。

26 **通过什么检查手段才能确诊膀胱癌?**

膀胱镜检查并取活检进行病理诊断,是诊断膀胱癌的"金标准",也是唯一能确诊膀胱癌的方法。

27 **考虑膀胱癌为什么要做膀胱镜检查和取病理活检?**

膀胱镜检查是诊断膀胱癌最可靠的方法。通过膀胱镜检查可以发现膀胱是否有肿瘤,明确肿瘤数目、大小、形态和部位;病理活检的目的是对肿瘤和可疑病变部位进行病理诊断。

28 **什么是膀胱镜检查?**

膀胱镜检查是将检查器械通过尿道放入膀胱,借助于照明和摄像设备,直接对膀胱进行检查。在此过程中可以清晰地观察膀胱的情况,就像平时我们照镜子一样,不仅可以发现肿瘤的大小、数目、形态和部位等,在检查的同时还能取出部分肿瘤组织进行检验。另外通过膀胱镜检查还可以发现是否有其他病变,如膀胱结石、前列腺增生等。

29 **膀胱镜检查痛苦吗?**

膀胱镜检查通常在局部麻醉下进行, 可能会有一定程度的疼痛和其他不适的感觉,但绝大多数患者都能忍受,有些患者甚至不需要麻醉就能进行检查。

30 膀胱肿瘤治疗前必须要进行膀胱镜检查吗?

答案是否定的。十余年以前,诊断膀胱肿瘤,一般要求在门诊行膀胱镜检查,并取活检,送病理后再安排下一步治疗。但是,因为膀胱里长肿物,绝大多数都是恶性肿瘤,即使是良性肿瘤,因为可能会引起血尿等症状,一般也应该手术切除者。所以,门诊行膀胱镜检查的必要性就没有那么大了。而且,一般门诊膀胱镜检查在局麻下做,患者(尤其男性患者)疼痛感比较重。所以现在,如果影像学检查已经确定有膀胱肿物,且初步判断可以通过经尿道膀胱肿物电切术切除者,一般会直接安排进手术室行诊断性电切术,切除肿瘤,得到确切病理诊断(因为电切标本多,比单纯膀胱镜检查下咬检的病理要更准确),并根据病理类型、侵犯深度等来决定下一步治疗方案。

31 尿细胞学检查的诊断意义?

尿脱落细胞学检查是膀胱癌诊断和术后随访的主要方法之一。尿标本的采集一般通过自然排尿,也可以通过膀胱冲洗,这样能得到更多的肿瘤细胞,有利于提高检出率。尿脱落细胞学阳性意味着泌尿道的任何部分,包括肾盂、肾盏、输尿管、膀胱和尿道,存在尿路上皮癌的可能。尿脱落细胞学检测膀胱癌的敏感性为 13%~75%,特异性为 85%~100%。敏感性与肿瘤细胞分级密切相关,对于分级低的膀胱癌,也就是恶性度较低的肿瘤敏感性较低。其原因一方面是由于肿瘤细胞分化较好,其特征与正常细胞相似,不易鉴别;另一方面是由于肿瘤细胞之间黏结相对紧密,没有足够的细胞脱落到尿中而被检测到,所以尿细胞学阴性并不能排除低级别膀胱癌的存在。相反,分级高的膀胱癌或原位癌,也就是相对恶性度高的肿瘤,敏感性和特异性均较高。尿标本中细胞数量少、不典型或退行性变、泌尿系感染、结石以及膀胱灌注治疗等因素,可以影响尿细胞学检查结果。

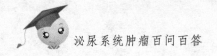
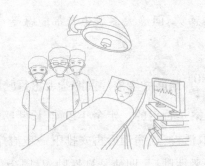

治疗疑问

32 膀胱癌的治疗方法有哪几种?

膀胱癌的治疗方法很多,包括:经尿道膀胱肿瘤电切术,膀胱灌注化疗,膀胱灌注免疫治疗, 根治性膀胱切除尿流改道术, 根治性膀胱切除原位新膀胱术,膀胱部分切除术,全身化疗,放疗等,要结合患者的病情进行选择。

33 膀胱癌手术风险大吗?

任何手术都是有风险的,但对于膀胱癌,手术死亡率、并发症比例很低。膀胱癌的手术死亡率低于 1%,并发症多为出血或感染,这些都是普通手术同样存在的风险。并发症有的与肿瘤的临床分期、恶性程度有关,有的同患者的综合身体条件有关。患者和患者家属应该正确对待这些问题,不要对手术有恐惧心理。

34 什么是经尿道膀胱肿瘤电切术?

经尿道膀胱肿瘤电切术是将专用的手术器械(膀胱电切镜)经尿道放入膀胱内,通过切割和凝结效应达到切除膀胱肿瘤的目的,是膀胱癌常用的微创治疗方法。

35 微创治疗膀胱肿瘤有什么好处?

微创治疗膀胱肿瘤有两大优点:①创口小,经尿道膀胱肿瘤电切术在身体表面是没有创口的,而腹腔镜手术皮肤切口仅为 0.5~2cm,对正常组织损伤小;②康复快,通常在术后 12 小时可正常活动,3~7 天即可出院。

36 经尿道膀胱肿瘤电切术常见的并发症有哪些？

(1)大量出血。

(2)切穿膀胱：一般是因为切口太深。

(3)闭孔神经反射：是指手术时电流刺激闭孔神经,发生神经反射而引起这一侧的大腿肌肉突然收缩,也可能导致切穿膀胱。

(4)损伤输尿管的末端开口：输尿管是管道样的组织,末端开口于膀胱。肿瘤如果距离输尿管口较近,手术时很容易损伤输尿管口。

37 膀胱癌患者如果合并有前列腺增生,能同时进行电切手术吗？

如果患者一般情况良好,能够耐受手术,那么膀胱癌和前列腺增生是可以同时进行电切手术的。

38 经尿道膀胱肿瘤电切术后患者复发的可能性大吗？

经尿道膀胱肿瘤电切术后有 10%~67% 的患者会在 12 个月内复发,术后5 年内有 24%~84% 的患者复发,而且常常不发生在原来的部位(实际上为新生的肿瘤),术后膀胱灌注化疗可以在很大程度上降低复发的可能性。

39 什么是膀胱灌注化疗？

膀胱灌注化疗是指将化疗药物通过导尿管灌注到膀胱,以治疗膀胱肿瘤或减少其复发、进展的治疗方案。

40 常用的膀胱灌注药物有哪些？

常用的膀胱灌注药有丝裂霉素、阿霉素、表柔比星、吡柔比星、吉西他滨及羟喜树碱等。

41 哪种灌注药物效果比较好呢？

虽然灌注药物的用法、用量及价格存在比较大的区别,但是到目前为止,还没有任何证据表明哪一种灌注化疗方案明显比其他方案效果好。

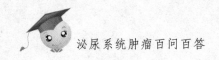

42 **膀胱灌注化疗方案一般多久一次?**

目前推荐的灌注方案为术后 4~8 周时每周一次,之后每月 1 次,持续 6~12 个月(无论采取哪一种灌注化疗方案,都不建议灌注超过 12 个月)。当然,在灌注的过程中不能忘记定期复查。

43 **进行膀胱灌注化疗前有哪些注意事项?**

(1)膀胱灌注前尽量不要大量喝水。
(2)排空尿液以防尿液将药物稀释。
(3)详细阅读说明书并与医生沟通,选择合适的药物保留时间(通常为 0.5~2 个小时)。

44 **膀胱灌注化疗有哪些副作用?**

膀胱灌注化疗的副作用主要有膀胱炎和血尿,严重程度与灌注的剂量和间隔时间有关,多数副作用在停止灌注后可以自行缓解。

45 **膀胱灌注免疫治疗主要有哪些药物?**

膀胱灌注免疫治疗药物主要为卡介苗,此外还有干扰素等。卡介苗、干扰素等膀胱灌注有降低膀胱癌复发率、延缓病情进展等作用。

46 **卡介苗膀胱灌注有哪些副作用?**

卡介苗膀胱灌注的副作用有:
(1)尿频、尿急、尿痛、血尿。
(2)全身流感样症状,头痛、鼻塞、肌肉酸痛等。
(3)少见的副作用有前列腺炎、附睾炎、睾丸炎及肝炎等。

47 **肌层浸润性膀胱癌还能保留膀胱吗?**

肌层浸润性膀胱癌标准的治疗方法是根治性膀胱切除术,保留膀胱的手术仅适用于身体条件不能耐受根治性膀胱切除术或不愿接受根治性膀胱切除术的浸润性膀胱癌患者。施行保留膀胱手术的患者需经过细致选择,对肿瘤性质、浸润深度进行评估,正确选择保留膀胱的手术方式,并辅以术后放射治疗和化学治疗,且术后需进行密切随访。浸润性膀胱癌保留膀胱的手术方式有两种:经尿道膀胱肿瘤切除术和膀胱部分切除术。对于多数保留膀胱的浸润性膀胱癌患者,可通过经尿道途径切除肿瘤,但对于部分患者应考虑行膀胱部分切除术。

48 根治性膀胱切除术只切除膀胱吗?

根治性膀胱切除术除了切除全部膀胱组织外,还应该切除盆腔淋巴结。另外,男性需切除前列腺、精囊等;女性还需切除尿道、子宫、宫颈、阴道前穹隆及卵巢等,同时进行尿流改道。

49 什么是尿流改道?

尿流改道是指改变原来的排尿通道,一般采用回肠膀胱术或结肠膀胱术等。年老体弱的患者可采用输尿管皮肤造口术,即把输尿管牵拉到皮肤表面,形成一个新的排尿出口,但这种方法容易发生输尿管口狭窄。

50 什么是不可控尿流改道术?

不可控尿流改道是指输尿管直接腹壁造口或输尿管接在一段肠道后肠道腹壁造口,通过佩戴集尿袋,将不自主流出的尿液收集至集尿袋中。优点是此术式在尿流改道中创伤相对小,主要缺点是需腹壁造口、终身佩戴集尿袋,而且造口周围的皮肤容易发生炎症、溃疡等并发症。不可控尿流改道术主要包括输尿管皮肤造口术和回肠膀胱术。

51 什么是可控尿流改道术?

可控尿流改道主要包括建立可控贮尿囊和利用肛门控制尿液两种术式。建立可控贮尿囊术式是指利用一段肠道做成囊状贮尿囊和单向"阀门"腹壁造口,尿液通过定时导尿排出。可控贮尿囊适用于预期寿命较长、能耐受复杂手术,双侧肾脏功能良好、可保证电解质平衡及废物排泄、无上尿路感染、肠道未

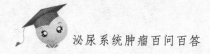

发现病变、能自行导尿的患者。建立可控贮尿囊是常用的可控尿流改道术。利用肛门控制尿液的术式,要求患者肛门括约肌功能必须良好,包括尿粪合流术和尿粪分流术。此术式由于并发症较多,现临床很少应用。

52 什么是回肠(结肠)膀胱术?

回肠(结肠)膀胱术是改变排尿通道的一种方式。手术中分离截取部分回肠或结肠做成代替膀胱贮存尿液的容器,并且其也具有收缩排出尿液的功能,然后将输尿管开口缝到所截取肠道的一端,另一端从皮肤引出以用来排尿。手术目的是切除膀胱后,重建患者的排尿通道。

53 根治性膀胱切除术风险大吗?

根治性膀胱切除术属于高风险的大手术。术前、术中及术后患者并发症发生率可达 28%~64%,死亡率达 2.5%~2.7%。主要并发症有大出血、直肠损伤、感染、伤口愈合不良、性功能障碍、心血管并发症及肺栓塞等,这些都是十分严重的情况,某些甚至可危及生命。

54 什么是膀胱重建术?

膀胱重建术也叫原位新膀胱术,就是在膀胱切除的位置,按照整形手术的方法,利用肠道制作成新的贮尿囊,上端连接输尿管,下端直接连接尿道,避免了尿液从腹壁皮肤改道。新的"膀胱"不但有一定容量,而且保持较低张力,经过一定的训练后,患者基本能做到通过腹压或间歇清洁导尿排空尿液,满足其"正常排尿"的生理需求。近年已被很多的治疗中心作为尿流改道的主要术式。此术式主要优点是不需要腹壁造口,不需要终身挂尿袋,明显提高了患者的生存质量。缺点是夜间尿失禁和需要间歇性的自我导尿。

55 什么时候选择膀胱癌的放疗?

肌层浸润性膀胱癌患者在某些情况下,为了保留膀胱不愿意接受根治性膀胱切除术,或患者全身条件不能耐受根治性膀胱切除手术,或根治性手术已不能或不能彻底切除肿瘤时,可选用膀胱放射治疗或化疗+放射治疗。

56 膀胱癌治疗效果受哪些因素影响?

决定膀胱癌治疗效果最关键的因素有两点:一是膀胱癌的临床与病理分期,即是早期还是晚期,要看癌肿累及(浸润)膀胱的深度,有无周围组织脏器、淋巴结和远处转移;二是膀胱癌细胞的类型和恶性程度,肿瘤细胞的分化越差,恶性程度越高。

膀胱重建术的先决条件

膀胱重建术的先决条件是完整无损的尿道和外括约肌功能良好,术中尿道切缘阴性。前列腺尿道有侵犯、膀胱多发原位癌、骨盆淋巴结转移、高剂量术前放疗、复杂的尿道狭窄,以及不能忍受长期尿失禁的患者为膀胱重建术的禁忌证。

57 影响膀胱癌患者手术效果和病情变化的因素主要有哪些?

(1)患者的一般状况。如年龄,营养情况,是否患有高血压、糖尿病等基础疾病等。

(2)肿瘤大小、部位、数量。

(3)肿瘤复发的时间、次数及肿瘤的恶性程度等。

58 膀胱癌的化疗有哪些形式?

从给药的途径来说,膀胱癌的化疗分为膀胱内灌注化疗和全身化疗两种形式。膀胱内灌注化疗通过导尿管将化疗药物直接注入膀胱内。全身化疗是通过静脉输注化疗药物。这两种形式的化疗目的不一样,膀胱内灌注化疗主要目的是降低膀胱癌局部复发的风险,而全身化疗则主要是为了降低肿瘤全身转移的风险。

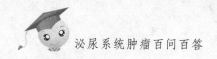

59　全身化疗是什么意思？哪些情况下需要做全身化疗？

全身化疗是指静脉输注化疗药物,通过血液循环将药物带到全身各处,从而杀灭已经转移出去的癌细胞。膀胱癌是膀胱尿路上皮细胞发生恶变所致。如果肿瘤生长突破了膀胱的尿路上皮、侵犯到膀胱肌层,那么它发生远处转移的风险就会大大增加,这种情况下需要行全身化疗。另外,如果诊断时已经存在其他器官或淋巴结转移,就更加需要全身化疗。

60　化疗太痛苦,能不能采用中药或者生物免疫治疗来替代全身化疗？

哪些患者需要进行全身化疗以及全身化疗可以给患者带来哪些益处,这些都是通过大型临床研究证实的。中药或生物免疫治疗能不能给患者带来同样的益处,并没有确切的研究证据。因此,不建议采用中药或生物免疫治疗来替代全身化疗。

61　对膀胱癌有效的化疗药物有哪些？

对膀胱癌有效的化疗药物种类很多,包括:铂类(顺铂、卡铂),烷化剂(环磷酰胺、异环磷酰胺),蒽环类(阿霉素),紫杉类(紫杉醇、多西紫杉醇),甲氨蝶呤,丝裂霉素,长春碱类(长春碱、长春新碱),吉西他滨,培美曲塞以及5-FU 等。

62　我和某某某得的都是膀胱癌,为什么化疗方案不一样？

肿瘤科医生在制订化疗方案时会综合考虑多个方面,包括：原发肿瘤性质、恶性程度、分期,患者一般状态怎么样、能不能耐受多个药物联合化疗,是否合并有基础疾病(如心脏病、糖尿病),以前是否做过其他方案化疗、这些方案的疗效好不好等。举例说明,顺铂有较明显的肾毒性和消化道反应,肾功能不好、年老体弱的患者就要慎用顺铂,这时医生可能考虑换用其他铂类药物来替代顺铂。因此,医生会根据患者的个体情况,制订不同的化疗方案。

63 **我和某某某都是膀胱癌,用的化疗方案也一样,为什么他的效果好, 我的不好?**

目前还没有化疗方案是百分之百有效的。一个方案如果有效率高,只是意味着采用这种方案治疗有效的可能性比较大,并不代表每例患者都会有效。虽然都是膀胱癌,但是不同患者的肿瘤细胞基因组还是会存在很大差别,导致对化疗药物的敏感性有很大不同。因此,治疗后疗效也会有差别。现有的检测手段还无法准确预测治疗的有效性,不过随着药物遗传学等检测技术的成熟,这一手段会使个体化治疗在不远的将来成为现实。

64 **膀胱癌的全身化疗包括哪几种类型?**

膀胱癌的全身化疗包括三种类型:新辅助化疗、辅助化疗和姑息性化疗。这三种化疗的主要化疗方案相似,但治疗的目的有所不同,因此针对的患者人群和使用的时机均有所不同。

65 **什么是新辅助化疗?**

新辅助化疗是指在手术之前进行的全身化疗,可以缩小膀胱原发肿瘤,使得手术更容易进行;还可以消灭身体内潜在的远处转移病灶,减少手术后远处复发的风险。

66 **哪些患者需要做新辅助化疗?**

膀胱肿瘤多数为表浅型的,局限于膀胱尿路上皮层。当肿瘤增大,突破了膀胱的尿路上皮、侵犯到膀胱肌层考虑手术切除有困难时,就需要先行新辅助化疗。

67 **新辅助化疗有什么风险吗?**

新辅助化疗是在患者手术之前进行的化疗。这个时间患者的一般情况都还比较好,对于化疗的耐受也很好。因此新辅助化疗一般不会对手术带来额外的风险,不会增加手术的并发症。但是,新辅助化疗不是百分之百的有效,部分

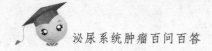

对化疗不敏感的患者,在化疗期间肿瘤增大可能导致无法手术。

68 **新辅助化疗需要做几个周期? 从新辅助化疗到手术需要多长时间?**

治疗的周期数因人而异,因化疗疗效而异。采用三周方案化疗的话,通常每2~3个周期评价一次疗效,根据疗效来决定是否适合行手术。如果治疗疗效好,达到手术要求,并且患者一般情况好,则可以停止化疗准备手术。通常从新辅助化疗到手术需要3个月时间。

69 **新辅助化疗结束后多长时间可以进行手术?**

新辅助化疗与手术间隔时间也是因人而异,取决于患者的一般状况。如果一般状况好,一般化疗结束后2~4周内进行手术。

70 **什么是辅助化疗?**

辅助化疗是指手术或根治性放疗之后进行的化疗,主要目的是消灭潜在的远处转移病灶,减低复发转移风险。

71 **哪些患者需要做辅助化疗?**

一般T3期及以上的患者,术后病理淋巴结阳性的患者,建议在手术后行辅助化疗。

72 **手术后或者放疗后什么时候开始进行辅助化疗,采用什么方案,需要做几个周期?**

如果身体状况允许,术后应该尽早安排化疗。通常在手术后或者放疗结束后1个月之内开始进行辅助化疗。如果患者一般情况不好,可适当再休养一段时间。当然间隔时间最好不要超过3个月。治疗上多采用吉西他滨联合顺铂方案(GP方案),4个周期即可。对于一般情况不好、对某种药物不耐受或者合并其他基础疾病的患者,医生可能会适当调整方案。

73 医生说我除了膀胱上的肿瘤,还有其他器官转移,是不是就只能做化疗了？一定治不好了吗？

如果已经出现了其他器官转移,应该首先选择全身化疗。膀胱尿路上皮癌是一种对化疗相对敏感的癌种, 大约 50% 的患者化疗后肿瘤可以缩小一半以上,12% 的患者经过化疗后肿瘤可以完全消退。10% 的患者在化疗结束后 5 年病情仍然没有进展,这意味着即使膀胱癌发生了转移,通过全身化疗仍有机会获得长期、高质量的生存甚至治愈的机会。

74 怎么评价化疗的效果？

新辅助化疗和姑息性化疗比较容易评价疗效, 可以通过 CT 或 MRI 等进行复查,对比治疗前后肿瘤病灶的大小变化。接受辅助化疗的患者则由于肿瘤病灶已经被切除,无法立即评价疗效。化疗后如果肿瘤缩小,当然是值得高兴的事情;如果缩小不明显、没有变化,也不必沮丧。有时候肿瘤虽然不缩小,但也不长大,能长时间维持这种状态就表示肿瘤的生长被控制住了。

75 化疗期间我可以同时吃中药吗？

化疗期间可以口服一些保护骨髓、培本扶正的中成药或者汤药来减轻化疗的毒副反应。最好不要同时服用"抗癌"中药。这类中药不仅攻击肿瘤细胞的作用有限,而且很多具有相当的肝肾毒性,会进一步加重患者的毒副反应。

76 化疗会不会掉头发？还有什么其他常见的毒副反应？如何应对这些毒副反应？

脱发是最常见的化疗毒副反应, 不同的化疗药物对于头发的损害程度各异,并且发生时间有早有晚。虽然脱发常见,不过危害并不大,只是暂时影响美观,化疗结束后还会逐渐长回来的。其他比较常见的毒副反应包括乏力、恶心、呕吐、厌食、骨髓抑制(血 WBC、NEUT 和 PLT 下降)。这些反应轻则影响日常生活质量,重则恶化患者体质,处理不当还可能给患者带来重大风险。

各种毒副反应各有相应的处理措施,但大体原则相同。首先治疗前需要向主管医生充分了解可能发生的毒副反应。化疗过程中家属要协助患者，仔细观察发生了哪些毒副反应。如果出现毒副反应，不要忍受拖延，应及时告知医生，及早处理，将化疗带来的痛苦控制在最轻最小。

温馨提示

阿霉素脱发比较快，通常在刚刚化疗第1、2个周期就发生，而且程度较重，经常头发会掉光。顺铂掉头发比较轻微。

77 化疗前患者和家属都需要做哪些准备？

治疗开始前详细了解化疗可能带来的毒副反应，做到心中有数。家属安排好陪护，有些化疗药物可能会引起过敏等突发事件，治疗期间最好有家人陪护。

78 化疗对身体危害很大，化疗期间需要在饮食上大补吗？

大多数化疗药物会引起恶心、呕吐、食欲下降等消化道反应，主要发生在用药后1周内。随着药物代谢排出体外，反应会逐渐减轻。治疗期间，特别是反应期间，不用强迫患者按正常量进食，也不用在饮食上给予甲鱼、牛尾等食物大补。做一些清淡适口新鲜好消化的食物，待消化道反应好转后，再加强营养。

79 膀胱癌化疗有效吗？

膀胱癌最早期的患者不需要进行全身化疗，为了预防复发，可在肿瘤切除后向膀胱内灌注化疗药物做局部化疗。膀胱内灌注化疗药物一般很少会被吸收到血液，因此较少发生全身毒性或副反应，但是却存在膀胱刺激症状，例如尿急、尿频、尿痛和尿不尽的感觉。膀胱内灌注化疗对于肌层浸润性膀胱癌基本上没有作用，一般需要做根治性膀胱切除和尿流改道，术后辅以全身化疗。对于已经有转移的患者，可以用全身联合化疗，平均生存时间不到一年。

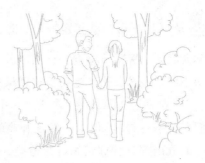

康复疑问

80 **膀胱癌易复发吗？如何预防复发？**

与其他肿瘤相比，膀胱癌最大的特点是手术以后易复发，且复发率比较高。预防复发，对于非肌层浸润性膀胱癌一般手术以后都要采取膀胱灌注化疗,对于肌层浸润性膀胱癌则采用化疗或放疗的方法。

81 **膀胱癌会转移吗？膀胱癌转移最先会转移到哪里？**

会发生转移。膀胱癌的转移会根据膀胱癌病理类型不同而有区别,最常见的是膀胱尿路上皮癌,这种癌主要的特点是容易复发,一般发生转移比较晚,发生的转移首先是盆腔淋巴结,还有一些比较少见的膀胱癌,如腺癌、鳞癌等,这些癌的恶性程度很高,容易发生淋巴结或者其他脏器转移。

82 **定期复查和随访意义大吗？**

膀胱癌患者手术后一定要定期复查,针对肿瘤的随诊,其主要目的是检查是否有复发、转移和新生的肿瘤,如果没有规律的随访,那么复发转移、术后并发症以及用药副作用等都将影响患者今后的生存质量。

83 **保留膀胱患者如何进行复查和随访？**

膀胱癌患者依据肿瘤的分期分级不同,需要每3~6个月复诊一次,复诊时需要空腹、禁水,带上之前所有的检查资料,特别是手术记录以及病理检查单,这两项常会被遗漏。每次复诊需要做血常规、生化检查、尿常规、尿液分析,胸片以及B超、CT、膀胱镜等一系列检查,关注膀胱癌是否复发。其中膀胱镜可以直接观察膀胱内肿瘤的生长情况,B超检查可以检测肾盂以及输尿管是否有肿瘤转移。

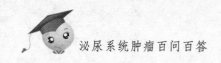

84 膀胱癌术后行膀胱镜检查有必要吗？

非常有必要。膀胱镜检查是诊断膀胱癌最可靠的方法,可以发现彩超难以发现的微小肿瘤。这个检查是将检查器械通过尿道放入膀胱,借助于照明和摄像设备,直接对膀胱进行检查,在此过程中可以清晰地观察膀胱的情况,就像平时我们照镜子一样,不仅可以发现肿瘤的大小、数目、形态和部位等,在检查的同时还能取出部分肿瘤组织进行检验。

85 膀胱灌注化疗痛苦吗？

膀胱灌注化疗为局部治疗,极少出现全身化疗引起的一系列副反应。主要以化学性膀胱炎引起的尿频尿急及血尿症状为主。严重程度与灌注的剂量和间隔时间有关,多数副作用在停止灌注后可以自行缓解。

86 如何减轻膀胱灌注化疗的痛苦？

(1)膀胱灌注前尽量不要大量喝水,

(2)膀胱灌注后大量喝水,勤排尿,最大程度降低药物对膀胱黏膜的刺激。

(3)选择合适的药物保留时间(通常为 0.5~2 个小时)。

87 膀胱全切,回肠代膀胱术后患者的日常护理和保健该如何进行？

因患者尿液从腹壁回肠造口流出,需永久安置集尿器。集尿器由底盘和尿袋两部分组成,一般底盘数天更换一次,尿袋 1~2 天更换 1 次。

膀胱全切,回肠代膀胱术后患者护理注意事项

- 永久性皮肤造瘘者应保护造瘘口周围的皮肤,每天清洗消毒,外涂氧化锌油膏等。
- 发现尿液有絮状黏液时,可以多饮水,并口服小苏打片,使尿液碱化,黏液变稀薄,以利排尿通畅。
- 术后两年内每 3 个月全面复查 1 次,两年后每 6 个月复查 1 次。
- 注意泌尿系统逆行感染的发生,如有突发性高热,也需及时去医院诊治。
- 若尿道口出现血性分泌物,应警惕残留尿道发生肿瘤的可能性,及时来院就诊。

88 原位回肠代膀胱术后患者的日常护理和保健应该注意什么？

由于尿液还从原来尿道排出，为防止发生尿失禁应该做肛提肌训练以锻炼会阴部和盆底肌肉，30次为1组，每天完成30组。最初应每2小时排尿1次，坐位排尿，放松盆底肌肉，加腹部压力，每次排尿都要确保将尿液排尽，夜间应用闹钟每2小时闹醒，按时排尿。3~6个月后逐渐延长排尿间隔为3~4小时，改为站立排尿，每天饮水2~3升，适当多吃盐。术后6个月内，每1~2周查1次肝肾功能和电解质，防止电解质平衡紊乱。术后2年内每3个月全面复查1次，2年后每6个月复查1次。所有患者均应戒烟，同时养成多饮水的好习惯，每天饮水2~3升。

89 化疗期间需要加强锻炼、增强体质吗？

化疗之后，很多患者在短时间内都会出现恶心、呕吐、食欲下降、乏力等症状，这段时间最好不要进行高强体力的运动，以静养和轻微体力活动如短时间慢走为主。等化疗毒副反应缓解后，再逐渐加强体力活动，原则上以不累为宜。

90 膀胱癌术后饮食需要注意什么？

肿瘤患者营养消耗很大，肿瘤的治疗手段又加重了患者已有的营养障碍。因此，务必使患者明白，营养调理也是肿瘤治疗的重要组成部分。对于食欲缺乏、胃口差、食量少的患者，首先饮食上尽量做到色、香、味、形俱佳，少量多餐，避免盲目忌口。可在医生指导下服用一些助消化药物。有腹胀的，应注意调整饮食结构，避免进食不易消化和产气食物。同时注意口腔卫生，定期用淡盐水或漱口液漱口，避免烟、酒及辛辣、油煎等刺激性食物。

91 早期膀胱癌患者能完全治愈吗？

膀胱癌早期治愈率比较高，但很难完全治愈。首选手术切除，之后联合局部或全身治疗，可以清除膀胱内或血液淋巴循环中游离的癌细胞，有效清除手术残余的微小病灶，预防肿瘤复发和转移。低危患者5年复发率及进展率分别为30%及1%左右；中危患者5年复发率及进展率分别为50%及6%左右；高危

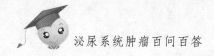

患者 5 年复发率及进展率分别为 70% 及 30% 左右。

92 膀胱癌患者行膀胱全切术后还能活多久？

肌层浸润性膀胱癌术后 5 年总生存率为 50% 左右。其中，没有淋巴结转移且肿瘤局限在膀胱内的患者，5 年生存率为 80% 左右；如果肿瘤突破膀胱进入膀胱周围脂肪，或者有淋巴结转移，那么患者的 5 年生存率只有 35%~58%。值得强调的是，对于淋巴结转移的患者，进行膀胱根治性切除和盆腔淋巴结扩大清扫术可使 35% 的膀胱癌患者获得长期生存。

93 晚期膀胱癌能活多久？

影响因素包括很多，例如治疗方法是否正确，患者自身的心理因素，以及平时的饮食习惯及生活习惯等。对于已经有转移的患者，平均生存时间一般一年左右。

94 膀胱癌患者术后随访内容有哪些？

非肌层浸润性膀胱癌的随访包括膀胱镜、B 超、尿脱落细胞学等，膀胱镜检查是金标准，泌尿外科医师应该尽可能地帮助患者克服恐惧心理而接受膀胱镜检查。同时一旦发现异常则应该行病理活检。所有的非肌层浸润性膀胱癌患者都必须在术后 3 个月接受第一次膀胱镜检查。以后的随访应根据肿瘤的复发与进展的危险程度决定。一旦患者出现复发，则治疗后的随访方案须重新开始。

根治性膀胱切除术和尿流改道术后必须进行长期随访，随访重点包括肿瘤复发和与尿流改道相关的并发症。

95 膀胱癌手术两年后没复发就表示以后都不会复发了吗？

膀胱癌手术后复发一般多发生在术后两年内，但并不是说两年以后就不会再有复发了，但复发率会逐渐降低。

96 膀胱癌有哪几种转移途径？

膀胱癌的转移途径主要有：

(1)经淋巴管转移。即癌细胞通过输送淋巴液的管道转移,一般会在原来的癌组织周边的淋巴结处汇集,并且以此为中心长出同样的肿瘤,也就是大家听过的肿瘤周围的"淋巴结肿大"。淋巴液是人体内广泛分布的无色透明液体,淋巴液中含有淋巴细胞,对人体免疫系统有重要作用,这种转移方式最常见。

(2)经血液转移。癌细胞通过血液流动扩散到膀胱以外的组织和器官,多转移到肝、肺、骨骼等。

(3)直接扩散。癌细胞直接转移生长到相邻器官上,如前列腺等。

(4)肿瘤细胞直接种植转移。例如手术过程中肿瘤细胞脱落到伤口处,手术后一段时间在膀胱切口处发现肿块等。

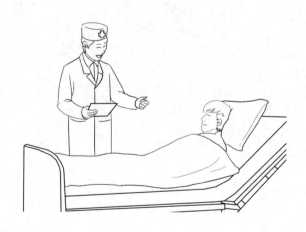

前列腺癌

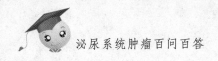
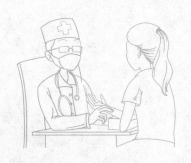

基础疑问

1 **前列腺的解剖和形态是什么？**

前列腺深居在盆腔内，形态很像倒置的栗子，分为基底部、尖端、前面、后面和两侧面。上端宽大，称前列腺底，邻接膀胱颈；下端尖细，称前列腺尖；朝向前下方体的后面平坦，在正中线上有一纵行浅沟，称前列腺中央沟，位于尿生殖膈上；底与尖之间的部分，称前列腺体。前列腺的基底部横径约 4cm，纵径约 3cm，前后径约 2cm，重约 18~20 克。前列腺的体积是会随年龄的变化而出现明显变化的，幼年时的前列腺体积常常很小，青春期的前列腺体积会成倍增长，20~50 岁的前列腺体积会相对稳定，而 50 岁以后的前列腺体积又开始增大，并可发展成常见的前列腺良性增生。前列腺由腺体组织及平滑肌构成，实质部分是由 50 余条管状腺泡组成的，它们汇合成 15~30 条前列腺管，开口在尿道前列腺部的精阜两侧，以排泄前列腺液。

2 **前列腺的生理功能是什么？**

前列腺是男性生殖系统最大的附属腺，单一的器官。前列腺的功能包括外分泌功能、内分泌功能、参与控制排尿和射精功能。

（1）它可分泌前列腺液，是精液的重要组成成分，对精子正常的功能具有重要作用，对生育非常重要。

（2）前列腺液的分泌受雄性激素的调控，前列腺内含有丰富的 5α-还原酶，将睾酮转化为更有生理活性的双氢睾酮。双氢睾酮在良性前列腺增生症的发病过程中起重要作用。通过阻断 5α-还原酶，可减少双氢睾酮的产生，从而使增生的前列腺组织萎缩。

(3)前列腺包绕尿道,与膀胱颈贴近,构成了近端尿道壁,其环状平滑肌纤维围绕尿道前列腺部,参与构成尿道内括约肌。发生排尿冲动时,伴随着逼尿肌的收缩,内括约肌则松弛,使排尿顺利进行。

(4)前列腺实质内有尿道和两条射精管穿过,当射精时,前列腺和精囊腺的肌肉收缩,可将输精管和精囊腺中的内容物经射精管压入后尿道,进而排出体外。

3 前列腺怎样分区?

前列腺一般分为外周带、中央带、移行带。外周带约占正常前列腺腺体的70%,它的导管从远尿道部向前列腺的后叶、侧叶延伸,向上到达精阜的基底部,向下到前列腺的尖部。中央带约占前列腺的25%,它的导管起始于精阜并围绕射精管向前列腺的基底部延伸, 在冠状切面上形成以精阜为中心的锥状体,锥体的底部是前列腺的基底部。前列腺近尿道部约占前列腺的5%,几乎全部是前列腺的移行区,移行区由两个独立的小叶构成,其导管开口于前列腺尿道部后侧叶的隐窝,确切位置是前列腺括约肌的下缘、远尿道部与近尿道部的交界处。尿道周围区只是移行区的一小部分,它由小的导管和不发育的腺泡组成,分布于近尿道,生长于尿道周围平滑肌间质中。

4 前列腺常见疾病与前列腺解剖关系?

前列腺外周区是前列腺炎和大多数前列腺腺癌的发病部位, 有一部分前列腺癌起源于前列腺的移行区, 在经尿道前列腺切除的标本可以意外发现这部分癌,中心区则不易发生前列腺癌和前列腺炎。移行区和尿道周围区是良性前列腺增生(bengin prostate hyperplasia,BPH)的主要发生部位,多数病例几乎全部是移行区增生,也叫前列腺的侧叶增生。尿道周围区发生的BPH形成明显的肿块,偶尔在前列腺尿道背侧膀胱颈处形成并突入膀胱腔内。

5 为什么要重视前列腺疾病?

前列腺疾病属于男性所特有疾病,不管是前列腺炎还是前列腺增生、前列

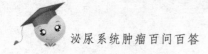

腺癌,对男性身体影响严重,多属于"难言之隐"。

(1)影响性功能,导致阳痿、早泄。

(2)慢性疼痛,影响工作和生活。

(3)影响生育,可导致不育。

(4)前列腺增生,尿液不能完全排空,易导致尿路感染如肾盂肾炎等。

(5)前列腺癌属于老年男性高发疾病,容易被前列腺炎、前列腺增生掩盖症状,延误病情,后果严重。

6 前列腺疾病有哪些?

人体所有的组织器官都可能罹患疾病,前列腺更不会例外。

前列腺疾病有哪些

- 前列腺结石,由于前列腺腺泡的上皮细胞脱落,与前列腺分泌物相遇后,形成淀粉样体,以后加上钙性物质在上边沉淀,最终形成结石,多数情况下,前列腺结石无特殊不适症状,但偶尔也可以发生程度较轻的尿频、会阴部不适、射精疼痛等症状。
- 前列腺囊肿,多为先天性,出生后发生者也偶见,大多数直径仅 1~2cm,一般病例都无需处理,较大的前列腺囊肿可造成排尿困难。
- 前列腺特异性感染。
- 非特异性肉芽肿性前列腺炎。
- 前列腺先天性异常。
- 前列腺肉瘤,恶性程度很高的恶性肿瘤。
- 前列腺癌。
- 前列腺炎。
- 前列腺增生。

7 什么是前列腺癌?

前列腺癌来自前列腺组织,顾名思义,来自前列腺组织的一种恶性肿瘤。前列腺的恶性肿瘤又分两种情况,一种是前列腺癌,另一种是前列腺的肉瘤。前列腺癌是指发生在前列腺的上皮性恶性肿瘤。按照病理类型分为腺癌(腺泡腺癌)、导管腺癌、尿路上皮癌、鳞状细胞癌、腺鳞癌。其中腺癌占95%以上,因此,通常我们所说的前列腺癌就是指前列腺腺癌。

8 前列腺增生和前列腺癌的关系?

良性前列腺增生(BPH)是引起中老年男性排尿障碍最常见的一种良性疾病。该病发生通常在 40 岁以后,到 60 岁时 50%以上的男性易发此病,80 岁时发病率达 83%。前列腺增生是良性病变不是肿瘤,主要是由于前列腺的肥大影响尿液的排除,而前列腺癌是恶性肿瘤。前列腺癌多发生于前列腺外周区,BPH 主要是前列腺移行区增生。目前认为,BPH 和前列腺癌之间无必然因果关系,二者是两种不同疾病,但可同时存在于同一个体中,也可先后发生。BPH 手术后发生前列腺癌者并不少见。

9 前列腺癌的发病机制?

关于前列腺的癌发病机制有大量研究,如抑癌基因、原癌基因各种生长因子和肿瘤发生相关的生物调节素等方面的研究, 阐述了在前列腺癌发生过程中不同环节的相互作用。前列腺癌的发生、发展与雄激素密切相关,因此影响雄激素合成、活性和代谢的因素均可影响前列腺癌的发生。研究表明,前列腺癌发病率在种族之间差异的遗传基础是基因序列的差异, 以及基因单核苷酸多态性 (single nuclear polymorphism,SNP)。有关雄激素合成过程中的关键酶 CYP17 和 SRD5A2 的基因多态性, 以及影响激素生物效应发挥的雄激素受体 (AR)和维生素 D 受体(VRD)基因多态性与前列腺癌发病危险性的关系日益受到人们的关注。

10 前列腺癌的病因?

前列腺癌的确切病因至今尚未明确,年龄、遗传、环境和生活方式是致病的主要危险因素。任何癌症的发生都或多或少与生活习惯和饮食有关,前列腺癌也是如此。调查发现,高脂肪饮食有可能诱发前列腺癌。此外,吸烟、饮酒都是危险因素。

11 前列腺癌与饮食的关系如何？

在不同人种发病调查中发现,从前列腺癌低发国家移民至高发国家,发病率可上升几倍,提示环境特别是饮食起了决定性作用。美国关于前列腺癌与饮食的调查研究发现,西方饮食中的高油脂食品增加了前列腺癌的发生概率。另外,西方人经常食用的辛辣调味料胡椒,也会"助火生热",引发盆腔充血,给前列腺增压。饮食与前列腺癌的关系也是通过调控人体的雄激素水平来实现的,过量的脂肪、动物蛋白摄入,客观上为雄激素的生成提供了充足的物质基础。现在动物饲料中的某些添加剂本身就含有激素成分,这些也正是导致近年来我国男性雄激素水平增高进而增加前列腺癌发生率的重要原因之一。

12 哪些食物能减少前列腺癌的发生？

前列腺癌的发病率与男性的雄性激素、脂肪和胆固醇的摄入量以及生活方式有关,其中最关键的因素是饮食习惯。①不要吃禽类的皮;②石榴汁有保护作用;③西红柿和西红柿制品中含有的番茄红素可以减少前列腺癌扩散的机会;④多吃豆类,大豆中的异黄酮能降低雄性激素的破坏作用,并抑制和杀死癌细胞;⑤多喝绿茶,相关研究表明,亚洲人喝绿茶的习惯也对防治前列腺疾病起到一定作用。随着喝茶的数量和时间递增,绿茶的作用就表现得越明显;⑥多吃菌藻类,香菇、金针菇、海带及其他海藻类食物均有提高人体免疫力、防癌的作用,其中含有的干扰素可有效抑制癌细胞扩散。

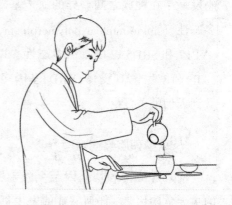

13 前列腺癌与哪些生活习惯有关？

(1)吸烟。根据调查,吸烟者的前列腺癌患病率比不吸烟者高 1~2 倍。烟草中含有的各种化合物多达 1200 余种,其中绝大多数均对人体有害,吸烟越多前列腺受危害越大。

(2)久坐。前列腺的位置决定了男人在很大程度上是坐在前列腺上的,所以经常久坐的男人前列腺负担较重。座位使血液循环变慢,尤其是会阴部,导致前列腺慢性充血瘀血,局部代谢产物堆积,前列腺腺管阻塞,腺液排泄不畅,导致慢性前列腺炎的发生。

(3)憋尿。经常憋尿,可以使膀胱充盈胀大,引起局部压力增大和血流不畅,加重前列腺肥大的症状。憋尿会让膀胱过度充盈,压迫前列腺。

(4)肥胖。一项新的研究发现,与体重正常的人相比,肥胖男性患前列腺癌的危险会增加一倍。研究人员说,任何减肥的努力都有可能降低患前列腺癌的危险,而在发达国家中的男性前列腺癌的发病率正稳步上升。一般来讲,与BPH相比,体重指数(BMI)与前列腺癌并没有明显的关系,肥胖是一个危险因素。

(5)性生活混乱。英国一项调查发现,男性在年轻时性生活混乱,日后患前列腺癌的机会可能较高。

预防远胜于治疗,因为它使人免受生病之苦,可见预防的重要性,改变上述的生活习惯,预防前列腺癌的发生,是最为明智、经济、长远的方法。

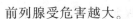 **14 什么人患前列腺癌多?**

英国一项研究对大约 2 万名 50~69 岁的英国男性的饮食习惯和生活习惯进行分析。研究人员发现,那些每星期吃 10 份以上西红柿的男性,其中包括新鲜西红柿、番茄汁以及烤西红柿,能降低 18% 的前列腺癌发病率。美国癌症专家研究发现:经常晒太阳的男性比不经常晒太阳的

温馨提示

年龄是前列腺癌最主要的危险因素。男性在 45 岁之后,发病率就会急剧升高,此后每增加 10 岁,发病率增高 1 倍。50~59 岁男性的患前列腺癌的危险性为 10%,而 80~89 岁时则为 70%。

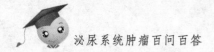

男性患前列腺癌的概率低一半,甚至低于65%。有研究表明,在父亲或兄弟等直系男性亲属中,如有1人患有前列腺癌,那么该家其他男子患前列腺癌的概率就比普通人高1倍;如果有2人,则概率高出3倍。这表明前列腺癌的发生与基因有关。经常食用高脂牛奶、肉类等含高脂肪食物的男性是前列腺癌的易发人群,从32个国家的研究结果发现,前列腺癌死亡率和脂肪摄入量有关,而平时饮食中富含蔬菜和水果的人群患病率较低。

雄激素水平高也是前列腺癌的可能诱因之一,非洲裔人前列腺癌发病率高的可能原因之一就是雄激素水平较高。

15 前列腺癌会遗传吗?

通过大量的流行病学调查,虽然有人提出了遗传因素与前列腺癌有关系,但仍然没有得到确认,因为目前还没有足够的证据可以证明上代患了前列腺癌下一代也会得此病,真正在直系亲属中发生的前列腺癌遗传的情况很少见。尽管如此,在肿瘤遗传学研究方面,医学界还是将前列腺癌划归为家族性癌症一类,也就是说,前列腺癌有聚集发生在某些家族中的现象,导致这一现象的原因一方面可能是由于遗传因子在作怪,但更可能是同一家族人员中由于共同的生活习惯,同样的生活环境,受到同样的外界干扰或受到同样的"致癌因子"刺激所致。

16 前列腺增生切除后还会患前列腺癌吗?

既往因良性前列腺增生做过"经尿道前列腺切除术"的患者,仍然有可能会患前列腺癌。原因如下:前列腺癌好发于前列腺外周带,而前列腺增生(BPH)好发于移行带。而经尿道前列腺切除术(TURP)是切除增生的前列腺组织。TURP术并不是完整地切除整个前列腺,而主要是切除增生的前列腺组织。术后仍存在残留的前列腺组织可以继续增生,也有发生前列腺癌的可能,前列腺增生患者如前列腺体积大可行开放前列腺切除术,虽然此手术较TURP术切除更多的前列腺组织,但仍未完全切除所有前列腺组织。前列腺癌并非是与生俱来,前列腺癌的发生率随年龄而增加。因此,即使在年轻时行TURP术,在之后的年龄段仍然有可能患前列腺癌,故仍有必要行前列腺癌相关检查。

17 性生活对前列腺癌有影响吗?

男性性生活和前列腺癌的风险,是流行病学界一个研究热点。从 20 世纪六七十年代起,就有人提出猜想:性生活频繁度过高的男性得前列腺癌的风险也大。然而迄今为止,这一关系并未得到证实。之所以学者们会提出这一猜想,并非因为他们相信性生活本身会导致前列腺癌,而是因为他们猜测感染性病和雄性激素水平高这两个与性生活紧密相关的因素,很可能同时也是前列腺癌的风险因素。然而,关于性病和雄性激素水平与前列腺癌风险的研究,依然没有得出确切的结果。近年来,澳大利亚和美国的科学家却又分别得出了与原始猜想完全相反的研究结果:他们发现平均每月射精次数高的的男性得前列腺癌的风险不升反降。然而,由于研究结果的复杂性以及尚未有大量其他研究支持这一论断,要得出射精频率高可降低前列腺癌风险的结论,实在是为时过早。

18 前列腺增生会恶变吗?

前列腺增生主要发生在前列腺中央区域的移行带,而前列腺癌则主要发生在前列腺的外周带,两者在解剖部位上有很大的差别。前列腺增生和前列腺癌不是一种疾病,二者之间是没有直接联系的,癌变的概率不能说一点没有,但是是非常小的。前列腺增生可伴随前列腺癌的发生,但不一定是由前列腺增生恶变而来。

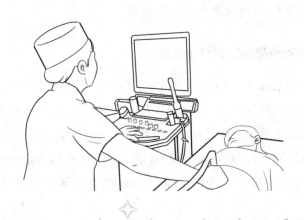

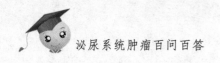
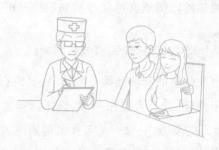

诊断疑问

19 需要与前列腺癌相鉴别的疾病有哪些？

(1)良性前列腺增生症。可出现与前列腺癌相似的症状。但患者一般状况好,排尿困难有反复。腺体呈弥漫性增大,表面光滑,有弹性,无硬结,血清 PSA 水平常正常。

(2)前列腺结石。因前列腺有质地坚硬的结节,与前列腺癌相似。但前列腺结石做直肠指检时,有时可获得摩擦声,X 线片可见耻骨联合附近有结石阴影。

(3)前列腺结核。有结核病史或合并有泌尿系其他部位结核。前列腺腺体稍增大,较硬,有结节。尿中可直接查到结核杆菌。

(4)前列腺肉瘤。与前列腺癌症状相似,但前列腺肉瘤发病率以青年人较高,本病虽有前列腺肿大,但质地柔韧,软如囊性。活体组织病理检查可以确诊。

(5)前列腺纤维硬结。多为慢性前列腺炎症,长期不愈,有纤维组织增生,局部有结节,仅限于包膜内,硬韧有抵抗。主要区别在于血清 PSA 不升高。

(6)慢性前列腺炎。急性发作时尿路症状与前列腺癌相似。但腺体稍增大,质稍硬,中间沟存在,前列腺液中白细胞增多。

20 前列腺癌早期症状有哪些？

前列腺癌多起源于前列腺的周边带,起病较为隐匿,生长较为缓慢,所以早期前列腺癌可无任何预兆症状,仅仅是筛查时发现血清 PSA 值升高和(或)直肠指检发现前列腺异常改变。如果前列腺的肿瘤局部进行性增大,压迫其包绕的前列腺部尿道,可出现排尿障碍,表现为进行性排尿困难(尿等待、尿流变细、尿流分叉或尿程延长)、尿频、尿急、尿痛、尿意不尽感等,严重时尿滴沥及发生尿潴留。这些症状与良性前列腺增生（BPH）的症状相似，容易误诊和漏诊，延误疾病的早期诊断和早期治疗。

21 前列腺癌的晚期表现是什么？

对于晚期进展期前列腺癌，可出现疲劳、体重减轻、全身疼痛等症状。由于疼痛严重影响了饮食、睡眠和精神，经长期折磨，全身状况日渐虚弱，消瘦乏力，进行性贫血，最终全身衰竭出现恶病质。当前列腺癌转移到骨时，可引起转移部位骨痛。有1/2~2/3的患者在初次就医时就已有淋巴结转移，多发生在髂内、髂外、腹膜后、腹股沟、纵隔、锁骨上等部位。如果前列腺癌转移到邻近区域淋巴结，通常没有任何症状。少数情况下，淋巴结广泛转移，淋巴结肿大明显，压迫血管，阻塞下肢淋巴回流时，会出现下肢和阴囊肿胀的症状。如果前列腺癌侵犯膀胱底部或者盆腔淋巴结广泛转移，会出现单侧或双侧输尿管（将尿液从肾脏引流到膀胱的通道）梗阻。输尿管梗阻的症状和体征包括少尿（双侧输尿管梗阻时则出现无尿）、腰背痛、恶心、呕吐，合并感染时出现发热。

22 前列腺癌骨转移特点是什么？

骨是前列腺癌最多见的转移部位，许多前列腺癌患者往往是以骨转移症状为首发症状来就诊的，骨转移的常见部位包括脊柱、髋骨、肋骨和肩胛骨，约60%的晚期患者发生骨痛，常见于腰部、骶部、臀部、髋部和骨盆。骨痛有不同的表现形式，有些患者可表现为持续性疼痛，而某些患者则表现为间歇性疼痛。骨痛可局限于身体的某一特定部位，也可表现为身体不同部位游走性疼痛；在一天内的不同时间骨痛可能会有变化，对

温馨提示

伴有脊柱转移的晚期前列腺癌，如果脊柱骨折或者肿瘤侵犯脊髓，可导致神经压迫，进而引起瘫痪，需要立即去医院急诊治疗。

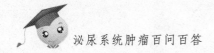
休息和活动的反应也不同。如果因为肿瘤侵犯使骨质明显变脆,很可能会发生病理性骨折。某些部位是关节炎的常见部位,如膝关节和肩关节,在这些部位出现的疼痛并不一定是前列腺癌转移所致,需要进一步检查明确是否存在前列腺癌转移。

23 直肠指诊的临床意义是什么?

直肠指诊(DRE)是早期诊断前列腺癌的主要方法。由于前列腺紧贴在直肠的前面,经过直肠指诊可以很容易了解前列腺的情况。正常状况下直肠指诊摸到的前列腺大小约 4cm×3cm,质地柔软,表面光滑,无结节感,两侧叶对称。当患有前列腺增生时,通过直肠指诊可以发现前列腺体积虽然增大,但质地并不会很硬。而如果是前列腺癌,直肠指诊时会发现前列腺表面不光滑,有时可以摸到突起的肿瘤结节,如果肿瘤体积较大,甚至整个前列腺的质地都会变得很坚硬,像石块一样。

24 什么是前列腺特异性抗原?

前列腺特异性抗原(prostate specific antigen,PSA)是一种含有 237 个氨基酸的单链多肽,属于具有组织特异性的有糜蛋白酶样作用的丝氨酸蛋白酶族,可以分解精液中的主要胶状蛋白,有稀释精液的作用。PSA 在正常和癌样上皮细胞中都可合成。最初分泌到前列腺腺管的是一种无活性的酶原(proPSA),酶原在氨基端裂解掉 7 个氨基酸后形成有活性的前列腺特异性抗原。进入血循环的大部分前列腺特异性抗原迅速与蛋白水解酶抑制物结合,主要与 α-1 抗糜蛋白酶(ACT)和 α-2 巨球蛋白结合(MG),也有一部分被蛋白水解酶灭活后以游离状态存在。

25 前列腺特异性抗原检测的临床意义是什么?

血清前列腺特异性抗原(PSA)正常值一般 <4ng/mL,当前列腺癌发生时 PSA>10ng/mL, 它对早期没有症状的前列腺癌的诊断很有意义。正常情况下,PSA 是由前列腺上皮细胞分泌产生的一种丝氨酸蛋白酶,是一种糖蛋白,直接分泌到前列腺导管系统内。正常的前列腺导管系统周围存在着一种血—上皮之间的屏障,避免了前列腺上皮产生的 PSA 直接进入血液之中,从而维持了血液中 PSA 的低浓度。一般认为,血清 PSA 小于 4.0 ng/mL 为正常,PSA 大于 10ng/mL 则患前列腺癌的危险性增加。当前列腺发生癌时就破坏了血—上皮之间的屏障,而癌分泌的 PSA 亦多了,致使 PSA 直接进入血内,癌的恶性程度越高,对于正常前列腺组织破坏越大,血清中 PSA 越高。

26 PSA 多长时间检查合适？

一般建议男性在 50 岁以后应该每年接受一次前列腺癌筛查,而对于有前列腺癌家族史的男性,建议 40~45 岁开始每年接受一次前列腺癌的常规筛查。

27 前列腺癌为什么要早期诊断？

资料显示,如果确诊时肿瘤仍局限在前列腺内部而没有远处转移,那么手术后 10 年及 15 年的存活率可以达到 90% 以上, 也就是说多数早期的前列腺癌可以通过手术的方法根除,不再对患者健康构成威胁。但遗憾的是,很多前列腺癌患者就诊时已经进入晚期。临床资料显示,晚期前列腺癌未经治疗 5 年的存活率约为 15%。特别在中国,体检及前列腺癌筛查不发达,初诊晚期前列腺癌患者比例很高,只有早期诊断,才能争取更好的治疗方式。

28 前列腺癌根治术后 PSA 还会升高吗？

前列腺癌根治术后无瘤状态的金标准是 PSA 为零。由于血清中的 PSA 几乎全部是由前列腺上皮细胞产生的,前列腺癌根治术切除了全部前列腺组织,如果肿瘤被根治,那么血清中 PSA 会在 1 个月内下降为零。血清中 PSA 的半衰期为 33 小时。据此计算,如果 1 例患者术前 PSA 为 20ng/mL,术后 12 天就应该检测不到 PSA;术前若为 10ng/mL,则需要 10 天;术前若为 4ng/mL,则需要 8 天。癌症所造成的 PSA 升高是持久性的,而且随着肿瘤的发展而持续不断升高。

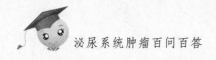

29 **PSA 升高一定是前列腺癌吗？**

PSA 具有组织特异性，只存在于人前列腺腺泡及导管上皮细胞胞浆中，不表达于其他细胞。但它并无肿瘤特异性，前列腺非恶性病变也可导致 PSA 升高，如前列腺炎症、前列腺增生、急性尿潴留、前列腺按摩等可使 PSA 增高，但当致病因素消除后，大约一个月可趋于正常。直肠指诊后血清 PSA 可增高 1 倍，膀胱镜检查后可增高 4 倍，前列腺穿刺活检或经尿道前列腺电切后可增至 53~57 倍。正常状态下的射精也可使 PSA 增高。因此对肛门指诊检查的患者，应在检查后一周方可进行 PSA 检测，前列腺穿刺活检后至少 6 周才能做血 PSA 的检测。

30 **什么情况下需要进行前列腺穿刺活检？**

前列腺穿刺活检是诊断前列腺癌必不可少的手段，前列腺穿刺活检要结合 PSA 数值、直肠指诊和影像学检查来综合判断。①直肠指诊发现结节，任何 PSA 值；②B 超发现前列腺低回声结节或 MRI 发现异常信号，任何 PSA 值；③PSA>10ng/mL，任何 f/tPSA 和 PSAD 值；④PSA（4~10）ng/mL，f/tPSA 异常或 PSAD 值异常。

31 **前列腺穿刺活组织检查的临床意义是什么？**

恶性肿瘤的确诊必须获得病理依据，要进行病理检查，就需要取得患者的前列腺组织，需要对前列腺穿刺活检。前列腺穿刺活检的方法很多，传统的穿刺活检一般均为非超声引导的盲穿活检，这种方法诊断准确率较低，依靠操作者直肠指检找到结节来穿刺，很难做到多点均匀穿刺，并发症较多。随着医疗水平的发展，目前前列腺穿刺活检多在超声引导下进行，可以经会阴和经直肠穿刺活检，这种 B 超动态引导下的前列腺穿刺活检，对于仅是 PSA 升高的早期前列腺癌患者，可以按分区进行系统活检。

B超引导下的前列腺穿刺活检的优点

● 定位准确,操作简单,取材整齐。

● 可以明确大致病变范围,便于分期,提高准确率。

● 对于一些盲穿无法穿刺部位的肿瘤也不会漏过。

32 前列腺穿刺会引起癌细胞扩散吗?

国外很早就有学者进行了科学、系统的研究,有学者应用目前最为精密的检测方法,对 400 例前列腺穿刺后的患者进行了血液学检查,发现没有一例患者因为穿刺导致肿瘤细胞进入血液,这就说明了前列腺穿刺引起的癌细胞扩散、转移的概率几乎为零。而且迄今为止,还没有任何资料报道由于穿刺引起肿瘤转移的案例。前列腺穿刺活检技术在临床上已经成功使用了几十年,长期的临床实践表明,前列腺穿刺活检事实上是非常安全的临床检查。

33 核素骨扫描的临床意义是什么?

前列腺癌最常见的远处转移部位为骨骼,超过 80% 的前列腺癌患者会发生骨转移。骨扫描是一种对全身骨骼的核医学影像检查,它与局部骨骼 X 线影像检查的不同之处是检查前先要注射放射性药物(骨显像剂),等骨骼充分吸收,一般需 2~3 小时后再用探测放射性的显像仪器(如 γ 照相机、ECT)探测全身骨骼放射性分布情况,若某处骨骼对放射性的吸收异常增加或减退,即有放射性异常浓聚或稀疏现象,而骨扫描中骨放射性

温馨提示

恶性肿瘤患者如主诉有固定的骨骼疼痛,但实验室各项检查及 X 线摄片等显示正常结果时,应做骨显像以早期发现转移病灶。

吸收异常正是骨代谢异常的反映。骨显像对于转移性骨肿瘤的诊断具有很高的灵敏度。在肿瘤转移的早期就伴有局部骨组织代谢异常,因此骨显像发现恶性肿瘤骨转移灶可较 X 线摄片早 3~6 个月。成人骨转移多见于乳腺癌、肺癌、

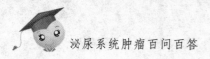

肝癌、前列腺癌等,骨显像应为此类患者的常规检查项目之一。

34 PET-CT 诊断前列腺癌有优势吗?

PET-CT 可以明确前列腺癌是局限于包膜内还是突破包膜周围,是否有精囊侵犯,是否有膀胱直肠侵犯,诊断敏感性较高,从而判断前列腺癌临床分期。由于 PET-CT 的高分辨率,很容易看清病灶的位置,还可一次性判断全身其他器官的情况,查看是否有转移,这对前列腺癌患者很重要。因为前列腺癌容易出现骨骼和淋巴转移,准确判断是否转移,直接关系到医生选定治疗方案。总之,PET-CT 诊断前列腺癌的优势很大,对疾病的早期诊断、确认治疗方案,以及治疗效果的判断具有重要的临床价值。

35 前列腺癌 TNM 分期是什么?

前列腺癌分期的目的是指导临床治疗和评价预后,T 分期表示原发肿瘤的局部情况,N 分期表示淋巴结情况,M 分期主要针对远处淋巴结转移、骨骼转移和其他器官组织转移。

原发肿瘤(T)

临床分期		病理(pT)* 分期	
Tx	原发肿瘤不能评价	pT2★	局限于前列腺
T0	无原发肿瘤证据	pT2a	肿瘤限于单叶的 1/2
T1	不能被扪及和影像发现的临床隐匿肿瘤	pT2b	肿瘤超过单叶的 1/2 但限于该单叶
T1a	偶发肿瘤体积<所切除组织体积的 5%	pT2c	肿瘤侵犯两叶
T1b	偶发肿瘤体积>所切除组织体积的 5%	pT3	突破前列腺
T1c	穿刺活检发现的肿瘤(如由于 PSA 升高)	pT3a	突破前列腺
T2	局限于前列腺内的肿瘤	pT3b	侵犯精囊
T2a	肿瘤限于单叶的 1/2(≤1/2)	pT4	侵犯膀胱和直肠
T2b	肿瘤超过单叶的 1/2 但限于		

(待续)

临床分期		病理(pT)* 分期
	该单叶(1/2~1)	
T2c	肿瘤侵犯两叶	
T3	肿瘤突破前列腺包膜 ★★	
T3a	肿瘤侵犯包膜(单侧或双侧)	
T3b	肿瘤侵犯精囊	
T4	肿瘤固定或侵犯除精囊外的	
	其他临近组织结构,如膀胱颈、尿	
	道外括约肌、直肠、肛提肌和(或)盆壁	

★:穿刺活检发现的单叶或两叶肿瘤、但临床无法扪及或影像不能发现的定为 T1c。

★★:侵犯前列腺尖部或前列腺包膜但未突破包膜的定为 T3,非 T2。

区域淋巴结(N)***

临床分期			病理
Nx	区域淋巴结不能评价	PNx	无区域淋巴结取材标本
N0	无区域淋巴结转移	pN0	无区域淋巴结转移
N1	区域淋巴结转移	pN1	区域淋巴结转移

***:不超过0.2cm 的转移定为 pN1mi。

远处转移(M)****

Mx	
M0	
M1	
M1a 有区域淋巴结以外的淋巴结转移	
M1b 骨转移	
M1c 其他器官组织转移	

****:当转移多于一处,为最晚的分期。

36 **什么是 Gleason 评分?**

前列腺癌最常用的病理分级系统为 Gleason 评分系统。用来判断前列腺癌细胞的分化程度。

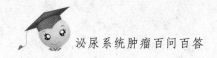

Gleason 1：癌肿极为罕见。其边界很清楚，膨胀型生长，几乎不侵犯基质，癌腺泡很简单，多为圆形，中度大小，紧密排列在一起，其胞浆和良性上皮细胞胞浆极为相近。

Gleason 2：癌肿很少见，多发生在前列腺移行区，癌肿边界不很清楚，癌腺泡被基质分开，呈简单圆形，大小可不同，可不规则，疏松排列在一起。

Gleason 3：癌肿最常见，多发生在前列腺外周区，最重要的特征是浸润性生长，癌腺泡大小不一，形状各异，核仁大而红，胞浆多呈碱性染色。

Gleason 4：癌肿分化差，浸润性生长，癌腺泡不规则融合在一起，形成微小乳头状或筛状，核仁大而红，胞浆可为碱性或灰色反应。

Gleason 5：癌肿分化极差，边界可为规则圆形或不规则状，伴有浸润性生长，生长形式为片状单一细胞型或者是粉刺状癌型，伴有坏死，癌细胞核大，核仁大而红，胞浆染色可有变化。

Gleason 评分是把主要分级区和次要分级区的 Gleason 分值相加（每区的分值为 1~5）。Gleason 分值为 2~10 分，其中 2 分为最低侵袭性，而 10 分侵袭性最高。

37 前列腺癌有哪些类型？

前列腺癌主要分为两大类：前列腺腺癌及特殊类型的前列腺癌。前列腺腺癌占 90% 以上，除了经典型外，还有很多亚型，认识这些亚型有助于前列腺腺癌的诊断，可进行合适 Gleason 评分；特殊类型的前列腺癌包括前列腺导管腺癌、尿路上皮癌、鳞状细胞癌、基底细胞癌及神经内分泌癌等。这些不同类型的前列腺癌分化程度不同，生物学行为不同，需要区别对待。

38 我的前列腺癌进展危险性高吗？

前列腺癌作为中老年男性最常见的肿瘤，肿瘤的恶性程度有很大区别，一部分肿瘤属于恶性度高，需要尽早介入处理，一部分肿瘤属于低度恶性，甚至可以完全不用处理，采用"观察等待"的方式来处理，不会影响生活和生存时间。如何区分这些肿瘤性质就需要结合进行前列腺癌危险分类，以此来指导医生选择恰当的治疗方法和判断预后。

前列腺癌危险分类

	低危	中危	高危
PSA	<10	10~20	>20
Gleason 评分	≤6	7	≥8
临床分期	≤T2a	T2b	≥T2c

39 什么是前列腺上皮内瘤变？

前列腺上皮内瘤变(prostatic intraepithelial neoplasm,PIN)是指前列腺导管或腺泡上皮细胞异型性,但腺泡周围仍有连续或间断的基底细胞层存在,且基底膜完整。根据腺泡结构复杂程度和细胞异常程度,特别是核仁增大程度的不同将 PIN 分为高级别和低级别两种, 低级别 PIN 的临床和生物学意义不明确,与癌的发生无明显相关性。高级别 PIN 是目前公认的前列腺癌前病变,与前列腺癌的关系非常密切。前列腺穿刺活检为高级别 PIN 的患者,在随后的活检随访中发现癌的风险平均为 26.4%,因此对于此类患者,虽然不需要进行治疗,但应该在 6 个月内进行重复穿刺活检。

40 前列腺癌有哪些转移及扩散？

前列腺癌的蔓延和转移与癌细胞分化程度有关。高分化腺癌蔓延和转移较晚,可长期局限于前列腺内,预后较好。低分化腺癌可直接侵犯周围器官。

(1)直接蔓延。早期穿破包膜向局部扩散,如膀胱底、精囊腺、输精管、尿道等。但很少直接侵入直肠,因为癌细胞不易穿透直肠膀胱筋膜。

(2)血行转移。血行转移较多见。癌细胞随血行转移到骨、肺、肝等处,特别是腰椎、骨盆及肋骨多见。

(3)淋巴转移。最常侵犯的淋巴结有闭孔、髂内、髂外、腹主动脉旁、腹股沟等淋巴结,也可侵入胸导管、锁骨下淋巴结等处。

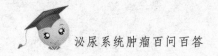
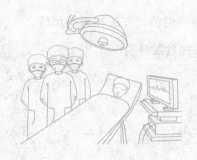

治疗疑问

41 前列腺癌有哪些治疗方法？

前列腺癌的治疗，与一般恶性肿瘤的治疗存在一些共同点，如恶性肿瘤基础的手术治疗、放射治疗、化疗、免疫治疗。除此之外，部分前列腺癌患者还适用内分泌治疗、介入治疗以及同位素治疗。一般来说，早期患者及部分局部晚期患者适宜采用手术治疗、放疗或介入治疗，而局部晚期或晚期患者适宜采用放疗、内分泌治疗、化疗、免疫治疗、介入治疗以及同位素治疗。针对患者不同的情况，采用不同的治疗方法。除此之外，部分前列腺癌患者还适宜等待观察或主动监测的方法，根据患者不同的身体条件及病情，采取等待监测的方法，当病情达到一定程度后再根据情况给予不同的治疗。总而言之，前列腺癌的治疗是一个综合性的治疗，在不同时期需要用不同治疗方法配合，才能达到最佳治疗效果。

42 前列腺癌患者应该遵循那些生存期较长的患者的治疗方案吗？

前列腺癌是一个复杂的疾病，不同患者的病情各不相同，治疗方法也多种多样。目前在我国，前列腺癌的发病率逐年提高，已经成为男性常见的泌尿系统恶性肿瘤。而随着对前列腺癌认识的逐渐深入，治疗手段的多样化，前列腺癌患者的生存期越来越长。甚至晚期前列腺癌的患者，部分能够达到超过 5 年甚至 10 年的生存期，因此部分患者选择向生存期长的那些患者求治病之道。殊不知不同患者的预期生存期存在很大差别，同样的病症，治疗效果甚至存在天壤之别。前列腺癌的生存期和治疗效果，与患者的年龄、身体条件、肿瘤的病理、评分（恶性程度）、分期、转移的部位，甚至临床症状都存在很大关系，治疗方式也各不相同。因此,对于某一个患者适用的一套治疗方案是不一定适合其他患者的,需要从各方面综合考量,而不能一味照搬其他患者的治疗方案。在病情出现进展的时候,每个患者都有适合他们的疗法,这也就是所谓的肿瘤的个体化治疗。而肿瘤的个体化治疗,并不意味着无规律可循,在某一类特定的患者中,或在疾病的某个阶段,是存在一定的治疗规范的,这也就是治疗指南的由来。

43 前列腺癌能根治吗?

对于癌症来说,并不存在根本上的治愈。我们常说的治愈,多是指临床治愈,所说的根治手术,其实也不是真正的根治。根治手术更多的是指治疗的范围足够,手术效果较好,但并不意味着根治手术后就再不需后续检查及治疗。相反,即使做了根治手术,也要根据病理情况制订相关的后续治疗方案,并且需要坚持终身复查,因为肿瘤还是存在复发以及转移的可能。治愈,更多的是患者的愿望,以及医生为此努力的方向。当然,现在肿瘤的治疗,如果能够做到早发现、早诊断、早治疗,还是可以获得一个相对很长的生存期,甚至能够达到终身无瘤生存,不过,这并不等于真正治愈了肿瘤。

44 哪些患者可以接受前列腺癌根治手术治疗?

前列腺癌根治手术的指征,是在病理确诊前列腺癌的前提下,预期生存期大于 10 年的患者,局部肿瘤位于前列腺包膜内,或侵出前列腺包膜但未累及邻近器官,无远处转移的患者,无明确的全麻手术禁忌,可以接受前列腺癌根治手术。目前前列腺癌根治手术并无明确的年龄限制,但需要注意,70 岁以上患者手术风险会增加,高龄患者没有严重心肺疾病的可以接受手术治疗。目前认为, 无论何种

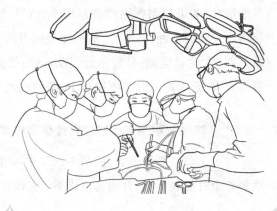

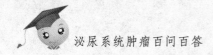

PSA 水平,何种 Gleason 评分患者,只要满足于上述条件即可手术治疗,但需要根据实际情况具体分析。在原来的理念中,存在骨转移的患者不应进行手术治疗,但最新研究证实,少于两处骨转移的患者进行手术治疗也可以获益。因此,前列腺癌的手术指征在逐渐放宽,但需要根据实际情况选择合适的病例,才能达到最佳的治疗效果。

45 什么是等待观察和主动监测?

其实,前列腺癌的治疗中,等待也是一种治疗方式。主动监测和等待观察,是前列腺癌治疗的方法,采用等待观察的方法观察病情的进展,再根据病情的进展情况决定后续治疗方法,这并不是放弃治疗,而是一种治疗利益最大化的方法。其中,主动监测和等待观察是完全不同的。主动监测,是在早期前列腺癌患者中对已明确前列腺癌诊断,能够接受根治性手术或根治性放疗的患者,因担心生存质量、手术风险等因素,不即刻进行主动治疗而选择严密随访,积极监测疾病发展进程,比如定期监测 PSA 情况、影像学检查等,在疾病进展到一定标准后再进行治疗的方法。主要针对低危有根治手术指征的患者,同时也包括一些高龄,非肿瘤因素预期生存期较短的无临床症状患者。进展的标准包括病理恶性程度、PSA、影像学检查以及临床症状等。而等待观察,是指对于前列腺癌患者无法接受或不愿接受主动治疗,包括根治性治疗以及内分泌治疗等治疗方法,在充分告知病情的情况下,通过密切观察、随诊,直到出现局部或系统症状(下尿路梗阻、疼痛、骨相关事件包括骨痛、骨折等),才对其采取一些姑息性治疗(如下尿路梗阻的微创手术、内分泌治疗、放疗、除痛治疗)来缓解转移病灶症状的一种保守治疗前列腺癌的方法。因此这两种治疗方法,是存在本质差别的。主动监测,是暂不行主动治疗;根据观察决定是否进行主动治疗;而等待观察,是无论何时都不进行主动治疗,而是针对相关症状进行对症治疗。

46 等待观察到主动治疗有什么具体要求?

对于主动监测的患者,前两年内要求每 3 个月复查 PSA 和肛门指诊,两年后每 6 个月复查 1 次,直到病情进展。应该在主动监测开始的第一年内进行穿刺活检，如结果与初次穿刺相比没有变化，可继续观察；如病理的 Gleason 评分超过 4+3 分，需积极治疗。如继续观察，可以根据患者的 PSA 倍增时间、PSA 速率、患者焦虑状况、年龄以及影像学（MRI）情况，在 3~5 年内再次穿刺活检。PSA 倍增时间小于 3 年或者 PSA 增长速率大于 2.0ng/mL 可能提示病情进展，但因为 PSA 检查缺乏特异性，故不建议作为治疗开始的判定标准，需结合临床症状及其他检查。

温馨提示

患者的意愿也是转入主动治疗的一个重要的考量因素，因此主动监测，适用于依从性较好的特定患者，需要密切随访，才能达到最佳效果。

47 前列腺癌的手术治疗方式有哪些？

前列腺癌的手术方式包括根治性手术和姑息性手术。前者用于一般情况较好、无明确全麻手术禁忌、符合根治手术指征的患者，后者用于存在临床相关症状，如尿路梗阻症状及其他转移灶相关症状的患者。经腹耻骨后前列腺根治术是目前最常用的根治性手术方法，而最常用的姑息性手术的方法包括经尿道前列腺电切术以及部分介入手术，如冷冻等等。前列腺癌根治手术除了经典的开放性手术外，还包括腹腔镜下前列腺癌根治术以及机器人辅助下前列腺癌根治术两种方法。因此，根据不同的患者，不同的病情，可以选择适合患者的手术方法。对于根治术来说，不同的肿瘤分期，不同的身体条件、体型，适于不同的手术方法。

根治性手术的目的

在于最大限度切除肿瘤，达到无瘤最大化的效果，使患者达到最长的生存期，而姑息性手术的目的多为对症治疗，其目的多在于缓解肿瘤带来的相关症状，比如尿路梗阻症状。

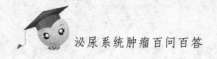

48 前列腺癌根治术的手术范围包括哪些组织器官?

前列腺癌根治术,手术的范围包括完整切除前列腺、双侧精囊腺、双侧输精管、膀胱颈部,并且对于中危和高危的患者,即 PSA 水平较高、局部肿瘤恶性程度较高、累犯组织范围大的患者,建议在根治性手术的同时进行盆腔淋巴结清扫手术。目前主张对于此类患者进行扩大淋巴结切除术,手术范围应包括髂外、髂内、闭孔区淋巴结,目前还有人主张髂总及骶前淋巴结切除手术。而对于低危的患者即恶性度低、肿瘤较早的患者,目前不推荐做盆腔淋巴结切除手术。

49 前列腺癌根治术的术中风险和术后主要的并发症有哪些?

前列腺癌根治手术,是在手术中切除前列腺、精囊腺、输精管、膀胱颈部后将残存的膀胱颈部与尿道进行吻合,部分患者需进行盆腔淋巴结的切除手术,因此,该手术难度及风险相对较大,可能遇到术后并发症的风险。因前列腺的血供丰富,且前列腺位于骨盆底部,位置相对较深,有多支重要血管伴行,因此,在术中可能出现重要血管出血,甚至大出血的可能性,故手术前一般需要备血。此外,前列腺位于直肠前方,与直肠只间隔一层筋膜,故手术中出现直肠损伤的风险较大,术后可能出现直肠瘘的可能,特别是前列腺尖部后方的直肠损伤风险最大。因阴茎勃起的神经经由前列腺包膜走行,因此在经典的前列腺癌根治术中,勃起功能的神经将一并被切除,故术后可出现勃起功能障碍。因前列腺尖部尿道部分切除,可能影响尿道括约肌功能,包括相关膀胱排尿功能的神经功能损伤,在手术后可能造成尿失禁。此外,膀胱需和尿道吻合,吻合口漏尿的风险存在,因手术后瘢痕形成造成尿道狭窄,有妨碍排尿功能的可能性。在切除盆腔淋巴结后,可能出现淋巴漏,有术后淋巴积液、淋巴囊肿的可能。因结扎淋巴管可能造成下肢淋巴液回流不畅,有术后下肢肿胀的可能。盆腔手术术后高血凝状态,加之盆腔手术的特殊位置,造成下肢血管静脉血栓的风险较高,血栓脱落导致肺栓塞是相对比较危险的术后并发症,发病大都较急,危险性较大。因此,前列腺根治手术难度较高,手术风险相对较大,术中及术后出现并发症的风险较大。但目前前列腺癌根治手术的技术相对成熟,技术的改进使得相关术中及术后并发症的发生率大大降低,故目前前列腺癌根治手术对于适宜手术的患者仍然是最佳选择。

50 前列腺根治手术能够保留性功能吗?

经典的前列腺癌根治手术因手术范围较大,可能切除前列腺包膜(前列腺外的疏松结缔组织)内的神经,因此在手术后会出现勃起功能障碍。随着前列腺癌患者年龄逐渐年轻化加之根治手术比例逐年提高,以及患者对生存质量的要求逐渐提高,部分患者对于保留勃起功能有着强烈的需求。因此,能否保留勃起功能,是目前前列腺癌根治手术一个重要的研究方向。现在研究证实,局限于前列腺叶内、分期较早、恶性度较低的前列腺肿瘤,在充分与患者沟通复发的风险的前提下,可以行保留性神经的前列腺癌根治术,该手术可以保留前列腺外结缔组织内的性神经,从而达到保留性功能的可能,部分局部略晚的患者可以保留单侧性神经。但是不是所有患者都适合进行保留性功能的前列腺癌根治术,部分患者如行保留性功能手术,局部复发的风险会大大增加。且保留性功能的前列腺癌根治术,也有一定失败的可能,部分患者术后仍无法恢复性功能。

51 什么是盆腔淋巴结清扫?

盆腔淋巴结清扫,是指手术切除盆腔淋巴结,包括髂外、髂内、闭孔淋巴结,有研究推荐扩大的盆腔淋巴结清扫,除了上述范围以外,还包括髂总淋巴结及骶前淋巴结。总之,该手术是以切除可能转移区域的淋巴结组织为手段,能够明确患者的肿瘤分期,用于评估预后生存情况,也有研究表明,盆腔淋巴结清扫可以延长前列腺癌患者的生存期。因此目前对中高危的前列腺癌患者进行前列腺癌根治术时也同时进行盆腔淋巴结清扫。

52 淋巴结清扫有哪些术后并发症的风险?

切除盆腔淋巴结的主要术中并发症包括髂血管损伤,大出血以及闭孔神

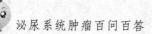

经损伤,导致下肢部分感觉及活动异常。术后并发症包括淋巴积液(可能导致术后发热)、淋巴囊肿、导致下肢淋巴回流障碍,造成下肢水肿。

53 什么是腹腔镜下前列腺癌根治术?

腹腔镜下前列腺癌根治术,是应用腹腔镜技术及器械,进行前列腺癌根治术,手术多采用经腹的方式进行。该手术在下腹造 4~5 个穿刺孔,通过长柄腹腔镜器械进行操作,一般 2~3 个人即可完成手术。腹腔镜手术是在放大的视野中进行手术,与常规的前列腺癌根治术相比,该手术的视野是在放大下进行,因此具有更清晰的视野,操作更加精细,甚至能够看清开放手术中无法看清的细小血管,更加安全,术后并发症更少,恢复时间更短。缺点在于花费高于开放手术,且手术难度较大,比较考验手术医师的技术。

54 什么是机器人辅助下前列腺癌根治术?

机器人辅助下前列腺癌根治术,是应用现在最前沿的机器人辅助下的腹腔镜技术进行手术。该手术的术者通过操作手术操作台来操纵手术台上的机械臂进行手术,机械臂能够完全模拟术者的动作,从而操作相应的器械进行手术。该手术通过 3~4 个机械臂进行手术,还能通过创造辅助孔便于助手协助手术。与腹腔镜手术相比,机器人辅助的腹腔镜手术具有更好的视野,术者可以自由调整视野,并且机器人应用了 3D 技术,可以传送给术者三

温馨提示

机器人的操作台在感知术者的动作后,能够识别和过滤术者的肌颤动作,能够达到更加稳定的操作,降低了误伤和误操作的风险。

维立体图像,更加便于术者判断术中情况。机器人的机械臂不同于腹腔镜器械,可以 360°旋转,具有多个关节,可以最大限度地模拟人手的动作,操作更加精细,可以完成一些腹腔镜手术无法完成的动作。因此,机器人可以轻松完成

所有腹腔镜手术,手术效果更好,手术时间更短,术后恢复更快,术后并发症风险更低。缺点是机器人辅助手术的费用远远高于腹腔镜及开放手术的费用。

55 哪些患者适合进行前列腺癌根治手术?

最早的观点认为,预期生存大于 10 年,局部分期较早,局限于前列腺包膜内,无转移的前列腺癌可以进行前列腺癌根治手术。现在的观点认为,除了上述患者适宜性前列腺癌根治手术以外,部分侵出前列腺被膜,但未侵犯周围组织(如直肠、盆壁、尿道括约肌)的前列腺癌患者(精囊腺受累除外)也可进行前列腺癌根治手术。目前最新的研究表明,区域盆腔淋巴结转移或骨转移数目小于等于两处的晚期前列腺癌患者亦可从前列腺癌根治术获益,能够有效提高生存期。因此,前列腺癌根治术,不但适用于身体条件允许手术、存在治愈可能的前列腺癌患者,还适用于可从根治手术中获益的晚期或局部晚期前列腺癌患者,但这些患者需进行严格的筛选。

56 选择哪种手术方式合适?

前列腺根治性手术是治疗局限性前列腺癌最有效的方案,目前主要的手术方式有开放经耻骨后前列腺癌根治术、腹腔镜和机器人辅助腹腔镜前列腺癌根治手术。不管是开放还是腹腔镜微创手术,在肿瘤控制效果上类似,但腹腔镜手术术中和术后并发症明显减少,机器人辅助腹腔镜手术更是在保留神经血管束上有明显优势,易于掌握,学习曲线短,在欧美发达国家广泛应用,有成为前列腺癌根治手术方式"金标准"的趋势。

57 如何选择前列腺癌局部治疗?

前列腺癌的局部治疗可采用各种手段破坏或清除位于前列腺局部的肿瘤病变,这些手段包括手术切除、放射线照射以及物理消融等。如果癌灶完全局限在前列腺内,根治性前列腺切除术是最彻底的清除前列腺局部病变的手段,可以达到治愈前列腺癌的目的。随着放疗技术的进步,目前也可以获得接近根治术的效果。对于局部进展性病变,手术联合放疗可达到更好的控瘤效果。但

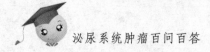

手术的风险和放疗的近、远期并发症仍是困扰临床决策的重要问题,对于一些不适合手术治疗、临床进展缓慢、患者要求创伤小、局部可行补救性或姑息性处理的前列腺癌,可以选择冷冻、高能聚焦超声、组织内肿瘤射频消融的物理消融办法来进行局部处理。

58 前列腺癌根治术前需进行哪些检查和准备?

前列腺癌根治术手术前必须有明确的病理,因此,需依靠前列腺穿刺活检取病理明确诊断。同时需对患者的分期进行术前评估,影像学检查可选择强化磁共振或强化 CT,二者相比,强化磁共振对前列腺局部分期及侵犯情况更加准确,CT 对淋巴结转移、骨转移的诊断更加灵敏。同时需进行全身骨扫描筛查骨转移情况。前列腺癌根治术一般主张在前列腺穿刺术后 6~8 周后进行,可以减少周围粘连,降低手术难度,降低术后并发症的风险。对于直肠损伤风险较大的患者,如局部分期较晚、前列腺体积较大的患者可行术前肠道准备,降低术中损伤造成的直肠瘘的风险。

59 前列腺癌根治术后尿失禁的风险及对策有哪些?

部分患者对前列腺癌根治术的惧怕,除了源于对手术创伤的惧怕外,更多的是害怕前列腺癌根治术后尿失禁的发生,可能大大降低生活质量。在前列腺根治手术术后的确可能出现尿失禁的情况,但随着手术技术的提高及对保留尿控能力的重视,大多数患者通过后期恢复,在术后 1 年的时间甚至更短的时间即可大体恢复尿控功能。一些研究证实,近 90% 的患者术后 1 年时可以不依赖尿垫,这些患者中 98% 的患者并不存在明显的尿控问题。同时我们在前列腺癌根治术后会嘱咐患者在尿控完全恢复前尽量减少液体摄入,不饮用含咖啡因和酒精(乙醇)的饮料,同时一些特定药物能够帮助恢复尿控功能。同时术后及时的提肛训练有助于尿控的恢复。

60 前列腺癌根治术后切缘阳性是没切干净吗?

切缘阳性是前列腺癌根治术最常遇到的问题之一,切缘阳性是指前列腺切除标本的切端表面存在癌细胞。常见部位为前列腺尖部、腺体前方以及后方,膀胱颈部和两侧方则少见。临床上所说的切缘阳性实际分为两种:一种是癌组织浸润至包膜外,手术已无法彻底清除肿瘤,切缘上留有前列腺外的癌组织,即真阳性;另一种是癌组织局限在包膜内,由于各种原因前列腺周围筋膜或包膜被切开,误入前列腺腺体内,导致标本中一部分筋膜和包膜消失,切缘上留有前列腺内的癌组织,即假阳性。切缘阳性是前列腺癌根治术后生化复发独立的预测因子。有些学者认为,一部分切缘阳性的患者不会出现生化复发和临床进展,预后良好,因此可以等待观察,待 PSA 升高到 0.4ng/mL 以上再开始治疗。最新的研究表明,辅助放疗较等待观察显著提高了前列腺癌根治术后切缘阳性患者的局控率,延长生化无进展和临床无进展生存时间,已作为 I 类循证医学的证据推荐。

61 前列腺癌根治术前的激素新辅助治疗情况如何?

新辅助治疗的理念来源是通过激素治疗来缩小肿瘤体积,提高肿瘤切除的可行性,提高生存率。最佳适应证是 T2 期的患者,相对适应证包括 T1、T3 期肿瘤。目前的研究结果显示,术前 3 个月的治疗并没有使肿瘤得到最大限度的缩小,一般 6 个月的新辅助治疗能降低切缘阳性率,提高前列腺癌根治术的效果。对于适合新辅助治疗的患者,它并不会延误手术时机,而是创造了更好的手术条件。新辅助治疗的远期效果如何,目前还需要大量的临床观察,并不是一种常规的治疗手段。

62 根治手术及放疗后应如何进行随访及后续治疗?

前列腺癌根治术后,对于高危患者、局部肿瘤较晚的患者、复发、转移风险较大的患者(如切缘阳性的患者),建议术后及时进行放疗,多以盆腔野的放疗为主,同时。部分患者还需联合内分泌治疗,时间推荐一般为 2~3 年。其间需要密切随访,密切观察病情动态。一般要求术后定期观察 PSA 情况,如出现 PSA 持续升高,需进行全身骨扫描筛查骨转移情况,并查 CT 或磁共振以明确术区局部情况及盆腔淋巴结情况。

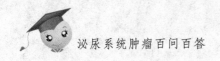

63 前列腺癌患者切除睾丸就可以了吗？

绝大多数前列腺癌早期对激素治疗敏感，人体内雄激素大部分来自于睾丸，因此可通过切除双侧睾丸达到雄激素水平的快速下降从而控制肿瘤进展，属于手术去势治疗。目前药物去势治疗也可以达到同样的激素控制效果，对于经济困难地区，这种简单经济的办法仍在使用。但需要注意的是，并不是所有的患者都是激素敏感，一般先用药物控制 3 个月，观察雄激素水平下降情况再决定是否行睾丸切除手术，切除睾丸后一样会出现去势抵抗现象，需要进一步治疗。而且，睾丸作为男性雄性标志象征，切除睾丸一定要征求患者同意。

64 内分泌治疗的副作用有哪些？

内分泌治疗除了良好的前列腺癌治疗效果以外，还会对患者造成一些不良反应。除此之外，长期连续治疗，可能导致患者社会存在感降低，使患者不能很好地融入社会，这对于患者的影响，甚至不亚于其他副作用的影响。

内分泌治疗的副作用

- 潮热，血管舒缩失调，可能导致血压的变化。
- 骨质疏松，增加非骨转移造成骨折的风险，可能影响脂肪代谢，导致肥胖。
- 可能胰岛素抵抗，增加糖尿病风险。
- 脂类调节失调，高脂血症的风险增加。
- 有少部分患者会出现急性肾功能损伤，严重的甚至需要透析治疗。
- 增加心血管意外的风险，严重可导致心衰的发生。
- 性功能减退甚至完全失去性功能。
- 目前研究，内分泌治疗可导致阿尔茨海默病的患病风险增加。

65 内分泌治疗期间为什么需要关注血钙？

随着年龄的增加，骨量及骨骼中的矿物质逐年减少，而前列腺癌骨转移的高发生率，患者的老龄化，让我们需要更加关注患者的血钙情况。对于未转移的前列腺癌患者，除了高龄带来的骨质疏松意外，内分泌治疗会加重骨质疏松的发生，因此血钙的缺乏会增加非骨转移因素导致的骨折发生，降低患者的生存质量,增加不必要的医疗支出。对于转移性前列腺癌患者,前列腺癌可能影响骨代谢,导致高钙血症的发生,因此及时关注血钙的情况对前列腺癌患者是十分重要的。

66 骨转移的患者适合进行什么样的治疗?

对于骨转移的患者,除了进行基本的血钙检查,适当补充钙剂及维生素 D 制剂外,还需要对这些患者进行抗骨代谢药物的治疗。前列腺癌的骨转移多为成骨性骨转移,双磷酸盐药物,可以很好地控制前列腺癌造成的成骨性骨转移造成的骨破坏,还能增加骨骼对钙质的吸附,增加骨密度,从而可降低骨转移所致的骨折发生。同时,该类药物的使用还能够减轻骨转移造成的骨痛,提高生存质量。临床中,指南推荐应用唑来膦酸或地诺单抗治疗前列腺癌带来的骨转移,达到缓解疼痛、控制骨破坏、强健骨骼的作用。同时,对于骨破坏严重的患者,特别是脊柱、股骨等承重骨发生严重骨破坏时,建议采取骨科干预的方法防止骨折带来的严重后果,如瘫痪等。必要时可进行转移灶的姑息性放疗缓解疼痛,控制局部肿瘤进展。

67 前列腺癌放疗的主要方法和适应证有哪些?

前列腺癌的放疗包括外照射放疗和近距离照射放疗两种。其中,外照射放疗根据放疗目的的不同分为根治性放疗、术后辅助放疗和转移性前列腺癌的姑息性放疗。根治性放疗主要用于早期前列腺癌患者无法耐受手术、生存期较短或因忌惮手术风险而不愿进行手术的患者,部分早期患者接受外照射放疗,可以接近根治性手术的生存期。术后辅助放疗主要针对于中高危患者根治性手术术后局部复发风险较高的(如肿瘤恶性度较高,分期较晚如侵出被膜、累犯其他组织器官,或切缘阳性的患者)、区域淋巴结存在转移的患者,这些情况下适合进行术后辅助放疗,一般需要配合一段时间的内分泌治疗。对于晚期前列腺癌患者的姑息性治疗,则多是对症治疗,多为针对转移灶的治疗而不是针对原发病灶,目的多为缓解转移灶的相关症状。比如针对晚期前列腺癌骨转移患者,骨转移灶疼痛或者骨转移病灶存在骨折风险的患者,减轻骨转移灶疼痛

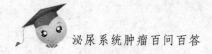
症状，降低骨折发生的风险。内照射放疗，将放射源密封后直接放入人体的天然腔内或放入被治疗的组织内进行照射。前列腺癌近距离照射治疗包括短暂置入治疗和永久粒子种植治疗。后者也即放射性粒子的组织间种

> **温馨提示**
>
> 永久粒子种植治疗常用碘-125和钯-103，半衰期分别为60天和17天。

植治疗，即为常说的放射性粒子植入治疗，相对比较常用。粒子植入治疗，即通过影像学检查计算确定放射性粒子植入部位和数目，通过超声引导下穿刺的方法将放射性粒子植入患病器官。对于恶性度极低、分期极早的患者可单纯使用内放射治疗，部分患者适用于外放射治疗联合放射性粒子植入治疗。

68 外照射放疗和近距离照射治疗的常见并发症有哪些？

外照射放疗相对于近距离照射放疗，副作用较大，包括早期并发症即急性期并发症，以及晚期并发症。其中，早期并发症以膀胱及直肠的刺激症状为主，包括尿频、尿急、夜尿增多、血尿、腹泻、下腹坠胀、里急后重、便血、肛周皮肤溃烂等。一般上述症状在放疗后会逐渐好转消失，为可逆的临床症状。晚期的毒副作用主要是直肠出血，但严重到影响生活需手术治疗的患者不足1%，部分患者会出现出血性膀胱炎，一般经保守治疗会很快好转。近距离照射放疗的短期并发症与外照射放疗类似，但总体较外照射放疗较轻，部分患者可能导致肠溃疡及前列腺直肠瘘，一般与粒子放置的剂量与部位相关。长期并发症则包括慢性尿潴留、尿道狭窄、尿失禁等，少数患者需手术干预。

69 前列腺癌的介入治疗方法有哪些？

一般来说，放射性粒子植入治疗属于内照射放疗的一种，除了粒子植入治疗外，目前尝试的介入治疗方法包括前列腺癌的冷冻治疗以及前列腺癌的高能聚焦超声治疗，这两种方法都在临床有所应用，目前主要针对晚期前列腺的姑息治疗，以及根治术后局部复发的前列腺癌的治疗。其中，冷冻治疗，多用于

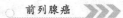

前列腺体积小于 40 毫升的患者,采用超声引导下穿刺,用特殊原理在尖端部位形成超低温区域使肿瘤坏死。而前列腺癌高能聚焦超声治疗,即常说的射频消融治疗,是指在超声引导下,利用超声发生器发生高能超声波,将能量聚焦在病变组织区域,达到使肿瘤凝固坏死的目的。这两种治疗方法的远期效果尚缺乏足够的数据支持,并发症发生风险相似,可能出现的并发症有出血、感染、性功能异常、直肠穿孔及直肠瘘等。但这两种方法为我们提供了前列腺癌治疗的新方法,在特定的患者中是可以使用的。

70 什么是前列腺癌的内分泌治疗?

除了手术治疗和放射治疗外,内分泌治疗是前列腺癌患者最常用的治疗方法。对于晚期前列腺癌患者或者不能耐受手术的前列腺癌患者,内分泌治疗对于大多数患者能够有效果,甚至部分患者能达到一个相当长的生存期。因为大多数前列腺癌在治疗前期依赖雄激素,因此,阻断雄激素的合成、阻断雄激素与受体结合能够一定程度上抑制肿瘤的生长,达到治疗效果。而内分泌治疗,即是去除雄激素合成及阻断其与受体结合后产生作用的一种治疗方法。目前常说的内分泌治疗包括去势治疗以及抗雄激素治疗。去势治疗,是采取手术或药物的方式阻断雄激素合成,达到降低睾酮水平的目的。手术去势治疗,指切除双侧睾丸,而药物去势治疗,目前常用的是人工合成的黄体生成素释放激素类似物,通过抑制下丘脑的促性腺激素分泌达到降低睾酮分泌的效果。雌激素也可用于去势治疗,但因为雌激素对心脑血管的影响较大而不常规使用。抗雄激素治疗,为雄激素受体拮抗剂,分为甾体类和非甾体类,目前常用的为非甾体类抗雄激素药物。通过去势治疗和抗雄治疗,能够大大降低患者体内的睾酮水平,从而达到治疗效果。

71 为什么部分患者内分泌治疗无效?

内分泌治疗,对于绝大多数患者(>95%)有效,但极少部分患者内分泌治疗无效。原因分为两个方面,首先,前列腺癌患者中存在内分泌治疗无效的患者,该类型患者对于常规内分泌治疗无治疗反应,肿瘤恶性度极高,发展迅速,预期生存期极短,对于这类患者适用于化疗、放疗、介入治疗等姑息治疗手段,主要以化疗为主。其次,去势药物对于部分患者无治疗作用,使用去势药物并不能降低患者的睾酮水平,针对这种患者,如内分泌治疗无效需检查睾酮水平,如睾酮水平未达到去势效果,则可采用手术去势的方法,即切除双侧睾丸,达到进一步降低睾酮水平的效果。大多数患者切除睾丸后睾酮水平下降,肿瘤能够得到控制。因此对于内分泌治疗无效的患者需检查睾酮明确原因,才能进行有针对性的治疗。

72 为什么有的患者内分泌治疗后症状会一过性加重,有些患者会出现尿潴留的情况?

对于部分前列癌患者,在开始内分泌治疗的时候,会出现一过性的症状加重,如疼痛加重、骨转移压迫症状加重、尿潴留等情况。原因是部分患者在初次注射黄体生成素释放激素类似物后会出现一过性的睾酮升高,睾酮升高可能导致上述情况的发生。这种情况又称之为去势治疗后雄激素的闪烁现象,相关临床症状一般在一至两周后即可缓解。因此,现在主张在内分泌治疗初期现应用抗雄药物两周后再注射去势药物,能够控制雄激素一过性升高的发生。对于部分存在临床症状的患者,如曾出现尿潴留的患者、存在脊髓压迫症状的患者,不建议在开始使用黄体生成素释放激素类似物,而需先行抗雄激素治疗两周后方可进行。

温馨提示

对于出现了临床症状加重的患者,需对症治疗,尽早加用抗雄激素治疗,降低症状加重带来的损害。

73 为什么一些患者联合使用去势药物和抗雄激素药物,有些患者单纯使用去势药物?

在前列腺癌的内分泌治疗中,有部分患者单纯应用去势药物,而有些患者应用去势药物联合抗雄激素药物。这是因为内分泌治疗药物目前主要分为去势药物和抗雄激素药物,这两种药物作用原理不同。去势药物主要通过抑制睾丸的雄激素合成达到抗肿瘤目的,抗雄激素药物主要作用于雄激素受体去阻止雄激素的作用。目前在前列腺癌的治疗中,推荐去势药物联合使用抗雄激素药物,但是抗雄激素药物存在一定的副作用,比如心血管意外的相对风险增加。因此在前列腺癌的治疗中,如患者身体允许,多使用抗雄药物联合去势药物,但如患者高龄、体质较差,特别是存在严重的心血管疾病,则推荐单纯使用去势药物,这样既能达到治疗目的,又能降低心血管疾病的发病风险。

74 什么情况下可以间歇使用内分泌治疗?

一般来说,内分泌治疗,需要持续给药,即使病情进展,发展成为去势抵抗性前列腺癌,去势药物也是不能停止的。但是内分泌治疗对患者存在一些副作用,除此之外,持续用药除了造成高昂的治疗费用,还增加了患者的心理负担,使患者很难全身心投入到生活中来。因此人们试图找到一种间歇用药的方法治疗前列腺癌。现在研究表明,对于一些前列腺癌根治术后复发或放疗后病情进展的患者,间歇内分泌治疗是可以接受的治疗方法,但在晚期前列腺癌中则不是十分适用,对于这些患者,间歇内分泌治疗增加了一定死亡风险的同时,对生存质量及各种相关疾病的改善并不明显。对于特定的患者采取间歇内分泌治疗能够提高患者生存质量,但并不适用于所有前列腺癌的患者。

75 什么叫前列腺癌的辅助内分泌治疗,标准是什么?

辅助内分泌治疗,指前列腺癌根治性切除术后或根治性放疗后,辅以内分泌治疗。目的是治疗切缘残余病灶、残余的阳性淋巴结、微小转移病灶,提高长期存活率。也就是我们术后及放疗后的内分泌治疗。辅助前列腺癌的辅助内分泌治疗主要适用于前列腺癌根治术后淋巴结阳性、术后病理证实切缘阳性、肿瘤恶性度高、分期较晚、转移风险较大的患者,在手术或放疗后,给予一定时期的内分泌治疗,以控制肿瘤、降低转移及复发风险。这些患者在手术或放疗后,一般及时进行2~3年期的内分泌治疗,可单纯使用去势药物治疗,也可去势药物联合抗雄激素药物治疗。

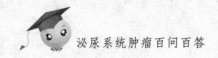

76 为什么有些患者内分泌治疗效果很好，一段时间后会失效？

前列腺癌的内分泌治疗有效率较高，效果较好，大多数患者能够达到一个较长的缓解期，但大多数患者在不等的时间内都会有病情进展。这是因为几乎全部激素敏感的前列腺癌都会进展成为去势抵抗性前列腺癌，即通俗意义上的肿瘤耐药。其实这里所说的"耐药"并不准确，现在的理论认为，初期的前列腺癌都是依赖雄激素存在的，但一段时间去势治疗后，雄激素能够达到一个相对较低的水平，但随着病情进展，极少量的激素也能支持肿瘤的生长，因此在内分泌治疗一段时间后，病情会出现进展。也有研究认为，前列腺癌内分泌治疗失效的原因是随着时间推移，肿瘤本身能够产生少量的雄激素供肿瘤正常生长。还有理论认为，肿瘤的内环境中产生了能够产生雄激素的机制。

77 什么叫作去势抵抗性前列腺癌？

去势抵抗性前列腺癌，是指在维持去势水平即较低的雄激素水平的前提下，前列腺癌的治疗满足前列腺标志物抗原进展，以及影像学进展（包括骨转移进展、脏器转移进展和淋巴结转移进展）或临床症状进展两条中任意一条，即定义为去势抵抗性前列腺癌。

几乎全部内分泌治疗敏感的患者在治疗后期都会发展成为去势抵抗性前列腺癌，这个名词的由来，是因为随着内分泌治疗的发现，几乎全部的内分泌治疗敏感患者在一定时间后病情都会进展。初期认为，这是因为雄激素治疗通路无效了，因此将这种情况定义为激素难治性前列腺癌。但后续研究证实雄激素在去势抵抗性前列腺癌的治疗中仍然存在重要作用，可以形象地说，在去势抵抗性前列腺癌的治疗中，并不是敌人换了，而是敌人发生了变化。

78 去势抵抗性前列腺癌患者还需要维持去势治疗吗？

我们常说的去势抵抗性前列腺癌患者，在治疗中还需伴随着内分泌治疗，在确定去势抵抗性前列腺癌后，我们会停用抗雄药物，但去势药物的使用是必不可少的。通俗地讲，去势治疗，是抑制睾丸的雄激素合成，通过降低激素水平

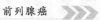

控制肿瘤,但肿瘤在治疗过程中会形成多克隆肿瘤细胞,也就是常说的变异,变成不依赖激素的类型。因此,我们还需要维持去势的水平,控制激素敏感的肿瘤细胞生长,否则,可能会导致病情进一步进展。因此,去势抵抗性前列腺癌患者,是仍然需要维持去势水平的,也就是需要持续的去势药物维持治疗。

79 高脂血症、肥胖对前列腺癌有影响吗?

现在研究证实,肥胖确实对前列腺癌的治疗存在影响,甚至能够增加前列腺癌的潜在患病风险。因为,前列腺癌是依赖雄激素水平的,较高的雄激素水平,对前列腺癌的治疗是不利的。雄激素的来源,主要靠内源合成,体内的胆固醇经过一系列代谢

温馨提示

肥胖和高脂血症、高胆固醇血症并行的可能性较大,因此,前列腺癌患者应当减少胆固醇的摄入、控制体重,为前列腺癌的治疗创造一个比较好的环境。

形成雄激素发挥作用。因此,肥胖患者、高脂血症患者体内的高胆固醇水平为雄激素的合成提供了充足的原料,在一定程度上能够导致雄激素水平异常。

80 什么样的患者适用于化学治疗?

化疗作为肿瘤治疗的重要手段,在前列腺癌的治疗中的地位越来越高。最早认为,前列腺癌对化疗不敏感,但现有的证据表明,化疗对前列腺癌的治疗效果良好。紫杉醇类药物,如多西紫杉醇,对于特定患者效果良好,能够有效提高生存。一般来说,化学治疗前列腺癌,分为初治的激素敏感性转移性前列腺癌和转移性去势抵抗前列腺癌两种情况。对于高危的转移性激素敏感性前列腺癌(多发骨转移,超过 4 处,至少一处位于脊柱或内脏转移),适合早期内分泌治疗联合化学治疗,一般推荐 6 个周期。而对于转移性去势抵抗性前列腺癌,如存在临床症状(如骨痛)等或存在脏器转移,适宜优先使用多西他赛方案

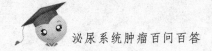

化疗。而其他治疗方法如恩杂鲁胺、阿比特龙治疗失败后,也可应用多西他赛化疗。

81 为什么多西他赛化疗后 PSA 不降反升?

有患者在进行 1~2 周期多西他赛方案化疗后,PSA(前列腺标志物抗原)水平不降反升,这存在于初治的和去势抵抗性前列腺癌患者中。多西他赛化疗的确存在不低的无效可能,但部分患者却是因为有效而导致的 PSA 升高,甚至临床症状进展。这些患者在化疗初期 PSA 不降反升,随着治疗的深入,这种情况会逐渐得到改善。这种情况被称之化疗的 PSA 闪烁效应,目前尚无明确的原因,但大多数学者认为这是因为肿瘤大量坏死,导致 PSA 大量入血,从而导致 PSA 升高。因此在前列腺癌的化疗中,特别是去势抵抗性前列腺癌的化疗中,至少需要 2~3 个周期评估疗效,如 1~2 个周期化疗出现 PSA 进展就判定化疗无效是比较唐突的。

82 除了多西他赛外,还有其他的化疗药物可以使用吗?

多西他赛是前列腺癌化疗的常用药物,它的原理是抑制肿瘤细胞的有丝分裂达到控制肿瘤的效果。除了多西他赛外,卡巴他赛也被证实具有抗肿瘤活性。卡巴他赛与多西他赛属于同类药物,而且相关研究证实多西他赛治疗失败后,可以继续应用卡巴他赛化疗治疗,两者并不存在交叉抵抗反应,是可以互换使用的,且两者药物毒性及化疗反应相当。但目前研究表明卡巴他赛与多西他赛相比并无明确优势,故用药应首选多西他赛,卡巴他赛可作为多西他赛化疗失败后的治疗选择。

83 阿比特龙的作用机制是什么?

醋酸阿比特龙是治疗去势抵抗性前列腺癌的新药,抑制睾酮合成过程中关键酶的作用从而达到进一步降低睾酮水平,达到治疗效果。因为睾酮的合成 80%经由睾丸合成,20%由肾上腺合成分泌,因此,传统的去势药物只能将睾酮控制在一个相对较低的水平。阿比特龙配合去势药物能够将睾酮水平降到足

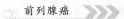

够低,从而抑制肿瘤的生长。目前针对未经化疗的转移性去势抵抗性前列腺癌及化疗失败的转移性去势抵抗性前列腺癌应用阿比特龙,能够获得更长的生存期,其有效率可达60%以上。

84 阿比特龙的副作用有哪些?

阿比特龙的作用原理决定了该药物能够降低睾酮水平,但可以导致ACTH的过度分泌,造成水钠潴留和低钾血症,可能导致水肿。而低钾血症可能诱发心脏意外,是阿比特龙治疗过程中需密切观察的副反应。同时,阿比特龙可能导致高血压、肝功能损害、心脏意外的发生。其他不常见的副作用包括疲劳、背痛、关节痛、恶心、便秘、腹泻、潮热、骨痛、肌肉痉挛等。一些醛固酮分泌过多的副作用可以通过摄入低剂量肾上腺皮质激素如泼尼松缓解。阿比特龙如用药得当、检查及时、处理得当,可以有效降低副反应的发生率,还是相对安全的药物。

85 恩杂鲁胺的作用机制是什么?

传统的抗雄激素药物通过竞争结合雄激素受体发挥抗雄激素的作用,而现在研究证实,传统抗雄药物可能导致雄激素受体的改变,使其不依赖于雄激素即可发挥作用,指挥下一步反应,促进肿瘤生长。恩杂鲁胺是二代抗雄激素药物,该药与雄激素受体的结合力远远高于一代抗雄激素药物,同时不促进雄激素受体变异,能够降低突变的雄激素受体的作用,从而达到阻断雄激素受体及其突变产物的作用,达到抗肿瘤的效果。同样,针对未经化疗的转移性去势抵抗性前列腺癌以及化疗失败的转移性去势抵抗性前列腺癌均可发挥作用,能够降低PSA水平,缓解症状,提高患者生存期及生存质量。

86 恩杂鲁胺有哪些副作用?

恩杂鲁胺可能导致的副作用中,比较重要的是癫痫的发生,其原理可能因为恩杂鲁胺对脑部神经递质的影响。癫痫的发生风险相对较低,但属于比较危险的副作用,因此,对于患癫痫的患者、存在潜在癫痫风险的患者,以及服药后

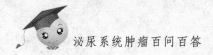

可能导致癫痫发生的患者禁用此药物。同时,该药物还存在心脏意外(包括房颤和急性冠脉综合征等)以及诱发脑血管意外的可能,但相对风险较低。其他不常见的副作用包括疲劳、背痛、便秘、关节痛、性欲减退、潮热、腹泻、高血压、体重减轻、水肿、头痛,但相对风险较低。恩杂鲁胺针对去势抵抗性前列腺癌使用相对较安全,能够显著改善转移性去势抵抗性前列腺癌的生存。

87 双磷酸盐药物使用有哪些注意事项?

双磷酸盐的应用大大降低了因骨转移造成的骨意外(如骨痛、骨折等)的发生风险,但双磷酸盐的使用仍需注意药物可能带来的副作用。药物本身特有的副作用,如帕米磷酸二钠钠可能导致发热及全身流感症状如乏力、寒战等,故输入时应注意对症治疗。因药物血管刺激的缘故,输入时应持续4小时以上。双磷酸盐药物存在下颌骨关节坏死的风险,其中唑来膦酸虽效果最佳,但下颌骨关节坏死的风险最高,故使用前应牙科会诊。在使用期间避免创伤性的牙科手术,这样可以有效降低下颌骨关节坏死的风险。

88 前列腺根治术后 PSA 如何随访?

一般来说,前列腺癌根治术后6周应几乎测不到PSA,如PSA仍然升高,则提示体内存在产生PSA的组织,即前列腺癌细胞的可能。在根治性前列腺切除术后,因为PSA的清除期,PSA的检查应在术后6周至3个月进行,如发现PSA升高需择日再次复查以排除误差。其中总PSA低于0.2ng/mL,提示无临床进展,如连续2次PSA水平高于0.2ng/mL,提示前列腺癌生化复发,可能需继续干预治疗。而PSA升高过快,则可能提示远处转移的可能,应继续行全身骨扫描检查或影像学检查,明确有无转移的发生。

89 抗雄激素药物撤退疗法适合于什么样的患者?

抗雄激素药物撤退法,是指前列腺癌发展成为去势抵抗性前列腺癌后,维持去势药物的前提下,停用抗雄激素药物,部分患者病情能够得到缓解,PSA水平下降,临床症状可得以缓解,其原理可能因为一代抗雄激素药物的雄激素受体激动作用,停用抗雄激素药物能够降低这种激动作用,从而可能使疾病得到一定时间的控制。但目前研究表明,雄激素撤退疗法只能够降低 PSA 水平,但并不延长患者的生存期,故目前前列腺癌诊疗指南并不作为首选推荐。

90 免疫治疗能够治疗前列腺癌吗?

作为肿瘤治疗的重要方法, 免疫治疗在前列腺癌的治疗中也存在一席之地。Sipuleucel-T,是一种有效治疗转移性去势抵抗性前列腺癌的肿瘤疫苗,该疫苗通过肿瘤特异性发挥作用,目前推荐在无症状或轻度症状的未经化疗的去势抵抗性前列腺癌患者中使用,能够有效提高患者的生存期。需注意,Sipuleucel-T 应用于临床相对比较安全, 但在临床使用中存在一些副作用, 如寒战、疲劳、腹泻等,使用时需注意。

91 镭 –223 是什么药物?

镭-223 是镭的放射性同位素,是一种 α 粒子放射同位素,在血液中持续放射 α 粒子而发挥抗肿瘤作用, 现被用于存在临床症状的骨转移去势抵抗性前列腺癌患者,能够改善骨转移症状,提高患者生存时间。因为 α 粒子穿透性较弱,因此在使用中是相对安全的。但使用中仍需密切观察该药物对血液系统的影响。

92 晚期前列癌如何选择治疗方案?

晚期前列腺癌患者在治疗中,医生会列举很多治疗方法、药物治疗种类、时间间隔、是否放疗、临床试验效果等。由于多数患者对前列腺癌的治疗并不了解,并不知道选择哪种治疗方案。其实,具体治疗要综合考虑患者及治疗方案的可行性,哪种治疗方案的有效性可能最长(推迟激素非依赖期的到来);治疗不良反应不同患者的耐受程度;治疗方案的花费。除此以外,前列腺癌激素治疗领域新的进展及新的药物也会延长患者的生存时间。

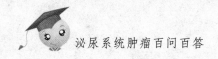

93 前列腺癌常见转移的部位有哪些,治疗预后效果如何?

前列腺癌常见的转移部位包括骨转移、淋巴结转移及内脏转移,而内脏转移则以肺转移和肝转移最常见。在前列腺癌转移评估中,淋巴结转移的预后最好、生存期最长,其次为骨转移。脏器转移的恶性度较高、治疗效果差、持续时间短、相对预后较差,其中肺转移预后优于肝转移。对于脏器转移的患者,因恶性度较高,推荐治疗初期内分泌治疗联合化疗,但总体预后仍然较差。

94 酮康唑治疗去势抵抗性前列腺癌的原理是什么?

酮康唑是常见的抗真菌药物,但前列腺癌的治疗中,亦可应用酮康唑治疗。因为人体 20%的雄激素依赖肾上腺分泌,而酮康唑能够抑制肾上腺分泌功能,降低肾上腺来源雄激素的分泌,达到抑制前列腺癌生长的作用。在临床研究中,酮康唑治疗前列腺癌持续时间较短,且并不提高患者生存,故目前只在二线内分泌治疗中作为备选,但并不作为主要治疗方案使用。

95 前列腺癌神经内分泌亚型的治疗情况如何?

神经内分泌亚型是前列腺癌的一种特殊病理类型,通常具有顽固的激素治疗抵抗性,恶性度极高,生存期较短。该肿瘤 PSA 分泌较少,故临床较难早期发现。该肿瘤的治疗主要以化疗及对症治疗为主,其治疗与其他神经内分泌肿瘤类似。放疗亦是可以选择的治疗方法,但所有治疗方法有效率极低,治疗主要以对症治疗缓解症状为主。

96 靶向治疗是否可以治疗前列腺癌?

随着肿瘤分子细胞生物学的发展,分子靶向治疗在晚期去势抵抗性前列腺癌治疗中取得一些成果。其中针对血管形成的贝伐单抗、沙利度胺药物,作为二线治疗药物可使 CRPC 患者获益。伊马替尼、索拉非尼、舒尼替尼等多靶点蛋白酶抑制剂在动物实验及临床试验中显示对 CRPC 有抑制效果。随着前列腺癌基因测序技术的进步，更加精准有效的靶向药物在晚期前列腺癌患者中应用。

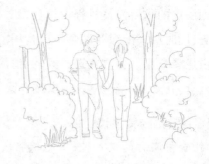

康复疑问

97 患了前列腺癌还能活多久？

前列腺癌治疗方法很多，治疗方法是否得当，手术是否彻底，治疗措施是否及时，在很大程度上影响了前列腺癌手术后的生存时间。前列腺癌的手术治疗方法应根据患者的年龄、全身症状、癌肿的分期、免疫力状态等综合因素来考虑。早期采用根治手术治疗，5年生存率75%，10年生存率55%，15年生存率33%。前列腺癌能活多久因治疗效果及身体功能而异，只要选择合适的方法积极治疗，均可改善症状，延长生存期。晚期前列腺癌患者应该保持乐观心态，积极配合治疗。随着治疗方法的不断改进，新的治疗手段和药物越来越多地应用于前列腺癌晚期的治疗中来，前列腺癌晚期患者的生存期已明显高于以前。

98 前列腺癌根治手术后有哪些注意事项？

前列腺紧贴直肠，在行耻骨后前列腺癌根治术后3个月内直肠可能会比较脆弱，容易损伤，应尽量避免在短期内进行灌肠或肛表测体温。另外，术后一定要保证大便通畅，可口服大便软化剂或轻泻剂。6周之内，不要提举重物，这样会增加负腹压，有导致伤口裂开的风险。另外，长时间相同坐姿或坐着不动，可能导致血管内血流缓慢而形成血栓。这些注意事项患者本人可能不适应，需要家属配合监督，不能掉以轻心。

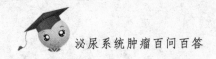

99 前列腺癌患者术后饮食有哪些注意事项?

前列腺癌的术后恢复过程中饮食调养极其重要。应多选择各种鱼、虾类、动物肝脏,同时应搭配绿叶蔬菜一同食用。各种禽肉可搭配木耳、香菇制作成营养汤供患者食用。食物宜选择柔软、清淡、无刺激性且易消化吸收的半流质食物或软食,并要求少量多餐,适度减少饮水,忌烟酒、咖啡。

前列腺癌患者的饮食建议

- 减少饮食中脂肪的摄入,应该吃低脂食物,低脂肪的奶制品,食物中少加油,吃瘦肉。
- 多吃豆类和蔬菜。西方人一直没有吃豆制品的习惯,但是亚洲人喜欢吃的豆制品中确实藏有前列腺癌的克星。大豆中的异黄酮能降低雄性激素的破坏作用,并抑制和杀死癌细胞。西红柿含有番茄红素,对前列腺癌有防治作用。
- 相关研究表明,亚洲人喝绿茶的习惯也对防治前列腺疾病起到一定作用。随着喝茶的数量和时间递增,绿茶的作用就表现得越明显。
- 每天摄入 2000 毫克以上的钙可导致前列腺的风险增加三倍。但为了骨骼健康和预防骨质疏松,每天适量的钙是必要的,建议每天摄入 1000~1200 毫克钙。

100 前列腺癌患者的术后尿失禁如何恢复?

根治性前列腺切除术后,有可能出现尿失禁。在术后初期,可进行提肛锻炼,用足力气缩住几秒钟,具体屏住多长时间,以自己能够忍受又不至于太难受为准。一般收缩 2~6 秒,松弛休息 2~6 秒,尽可能久地收紧盆底肌肉,如此反复 10~15 次。每天训练 3~5 次,持续 8 周以上。排尿时,人为收住尿流,反复训练。后期可行膀胱训练:通过膀胱训练的方法可以增加膀胱容量和延长排尿的间隔时间。训练患者逐渐延长排尿间隔至每 2~3 个小时一次,使排尿情况不断得到改善。具体方法:①每次如厕前站立不动,收缩盆底肌直至紧迫感消失再放松。逐渐推迟排尿时间,渐进性增加膀胱容量,减少如厕次数。②指导患者保证液体的摄入。说明水分刺激排尿反射的必要性,解除其思想顾虑,增加液体的摄入量,保证每日 2000~3000mL。训练 4~6 周为 1 个疗程。

101 中药对前列腺癌的治疗效果怎样?

中医中药有数千年历史,在癌症的预防和治疗中发挥了重要作用,目前已经发现很多种中草药具有杀伤癌细胞的作用,在美国研发的中药 PC-SPES 临床试验中显示了对晚期前列腺癌有治疗效果,副反应小。由于研究体系的差异,目前很多治疗前列腺癌的中草药尚处于探索研究阶段,相信不久的将来可为晚期前列腺癌患者带来新的希望。但千万不可轻信那些非正规中医门诊及虚假宣传,避免上当。

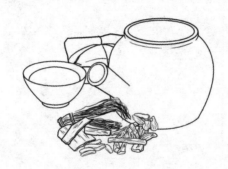